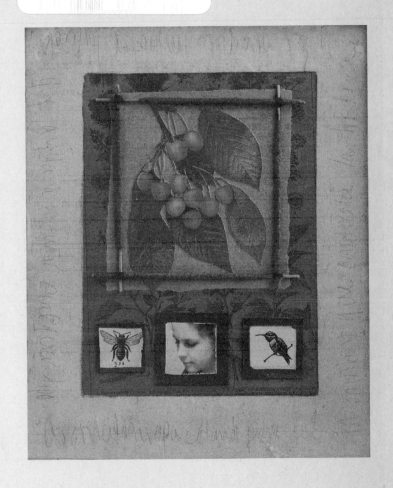

# Rescatando la sabiduría popular

En estas páginas se describen personajes y situaciones que intentan mantener viva la tradición familiar y el conocimiento popular sobre el uso de las plantas y de los aceites que, hasta hoy, se emplean como remedios naturales para curar las dolencias físicas y espirituales. Nuestra cultura hispana, rica en recetas mágicas para sanar el cuerpo y el alma, ha empleado diversas fórmulas que nuestros antepasados aprendieron de sus abuelos, recetas para conciliar el sueño, para atraer buena fortuna o dinero y aún más, para recobrar un amor perdido.

Durante generaciones, nuestros abuelos han sido la fuente de información sobre el pasado, una ventana hacia el jardín del conocimiento. Este es el caso de nuestras protagonistas, las dos Carolinas, una con amplia sabiduría y la otra lista para recibirla.

Sus nombres son iguales. Sus vidas, aunque distinas, se complementan. En estas páginas, se brinda un conocimiento verdadero, que es resultado de muchos estudios realizados sobre las variedades de aceites y plantas que se emplean con fines curativos en nuestros hogares. Esta es, pues, una entretenida novela mágica. También es un manual práctico de referencia historico que enseña sobre los usos de la aromaterapia.

Aprenda con doña Carolina sobre los secretos de toda una generación.

¡Que lo disfrute!

## Sobre la autora

La autora, quien escribe bajo el seudónimo de Carolina da Silva, es un personaje real quien vive en Boulder, Colorado. Cuenta con un doctorado y enseña en varias universidades. Ella ha vivido y viajado a través de América Latina y Europa. También es una alta sacerdotisa de la religión Wicca y una hechicera ceremonial. En la actualidad, la autora opera un negocio de artículos metafísicos llamado Dunraven House. En su tiempo libre disfruta de la jardinería y, junto con su familia, de la remodelación de su vivienda. Ella goza de las caminatas, trotar y montar en bicicleta en las montañas, donde se encuentra su círculo sagrado de piedras. Aún cuando no posee un pájaro llamado Fabio, en el pasado ella tenía un períco llamado Euclides da Cunha, quien ahora es el guardián de dos gatos bravucones.

## Para escribir a la autora

Para contactar o escribir a la autora, o si desea más información sobre este libro, envíe su correspondencia a Llewellyn Español para ser remitida a la autora. La casa editora y la autora agradecen su interés y comentarios en la lectura de este libro y sus beneficios obtenidos. Llewellyn Español no garantiza que todas las cartas enviadas serán contestadas, pero si le aseguramos que serán remitidas a la autora. Favor escribir a:

Doña Carolina da Silva
% Llewellyn Español
P.O. Box 64383, Dept. K238-0
St. Paul, MN 55164-0383 U.S.A.

Incluya un sobre estampillado con su dirección y $US1.00 para cubrir costos de correo. Fuera de los Estados Unidos incluya el cupón de correo internacional.

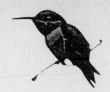

# Esencia de la Aromaterapia

por
## doña carolina da silva

2000
Llewellyn Español
St. Paul, MN 55164-0383, U.S.A.

PRIMERA EDICIÓN
Primera impresión, 2000

Edición y coordinación general: Edgar Rojas
Diseño del interior: Pam Keesey
Diseño de la portada: Lisa Novak
Arte de la portada: Claudine Hellmuth

**Librería de Congresso. Información sobre esta publicación.**
**Library of Congress Cataloging-in-Publication Data**
Silva, Carolina da.
    Esencia de la aromaterapia / por Carolina da Silva.
      p. cm.
    ISBN 1-56718-238-0
    1. Aromatherapy. I. Title.

RM666.A68 S575 2000
615'.321--dc21                                          00-056497

Llewellyn Español
Una división de Llewellyn Worldwide, Ltd.
P.O. Box 64383, Dpto. K238-0
St. Paul, Minnesota 55164-0383
www.llewellynespanol.com

Impreso en los Estados Unidos de América

# Nota preliminar

No soy capaz de mentirte. Esta característica me fue inculcada por mis padres y por las historias escolares sobre George Washington y el cerezo tumbado de su padre. Ahora, no digo que no haya mentido nunca —para sacarme de un apuro de niños, o para no ofender a algún amigo o conocido—. Pero trato de ser honrada cuando se refiere a los asuntos graves y no te quiero engañar.

La verdad es que esta serie de libros son obras de ficción. Bueno, hasta cierto punto. Los personajes sólo existen en mi mente, pero todos me recuerdan a gente que he conocido y actúan como han actuado personas que conozco o como he actuado yo misma. Muchos de los acontecimientos se basan en sucesos verdaderos. Por ejemplo, en *Fuego angelical*, el segundo tomo de la serie, unos billetes entran en la casa por la chimenea. Un incidente semejante le aconteció a una amiga mía cuando unos billetes entraron en su patio llevados por el viento. Como dijo mi marido, "Si no ocurrió exactamente así, así debió de acontecer".

Además, todos los rituales, hechizos, fórmulas y correspondencias que se encuentran en estos libros han sido revisados con mucho cuidado. Aunque no puedo prometer nada, si los preparas y los utilizas apropiadamente, y si todo está de acuerdo con la voluntad divina, debes experimentar buenos resultados.

Bien se sabe que algunos autores de ficción experimentan cierto fenómeno extraño mientras escriben. A veces, cuando el escritor lucha por hacer "vivir" a un personaje, su creación de repente cobra vida y asume una existencia aparentemente fuera de la voluntad del creador.

Algo muy parecido me aconteció cuando me puse a hacer las descripciones para la serie de libros que propuse escribir. Allá por la décima descripción aparecieron de repente dos mujeres, una atrás de la otra, flotando en el cristal escarchado de la ventana de mi oficina

Una era la imagen de una mujer latina de treinta y pico años vestida de profesionista en un traje a la moda. Me dijo, "Soy Carolina da Silva, Ph.D." Tras ella veía a otra mujer, mucho más pequeña, canosa, con la piel gastada por el viento y el tiempo, agachada sobre un palo nudoso que empleaba como bastón. Sacaba fuera la fuerte quijada de indígena y me miró con agudos ojos negros que parecían desafiar cualquier tentativa que yo pudiera hacer de contrariarla mientras recitaba silenciosamente, "Yo también soy doña Carolina da Silva".

Me di cuenta inmediatamente de lo que tenía que hacer al escribir estos libros para hacerlos destacarse de otros títulos semejantes, para atraer a los lectores latinos (u otros lectores) y para comunicar ese toque de magia que hace funcionar a una serie de esta especie. Me dediqué a la invención de una historia de marco en la cual las dos Carolinas pudieran comunicar información al lector, eliminando asi la voz de la verdadera autora (por inteligente y encantadora que sea ésta).

La historia de marco es una manera tradicional española de la Edad Media para presentar relatos, tan conocidos para un latino como son los cuentos de hadas en la tradición nórdica. El artificio atrae al lector, estimula su imaginación y entabla conversación con ellos sobre los conceptos presentados.

Como resultado de esta historia de marco, los lectores se comprometerán con la vida de doña Carolina y querrán leer más libros de la serie para descubrir lo que le pasa.

Los lectores se meterán en la magia porque esta información se presenta en situaciones de la vida real, donde vienen las personas con problemas a buscar solución con doña Carolina, la joven, o cuando ésta visita a su maestra en busca de soluciones a sus propias dificultades.

Con los conocimientos que poseen estas dos mujeres de muchas áreas de las ciencias ocultas, los temas que pueden tocar son muy numerosos.

Ninguna otra serie sobre las ciencias ocultas tiene esta misma concepción. La más semejante es la ficción de Crowley, Fortune y Gardner.

Lo que sigue es la historia de marco, hasta dónde ha sido pensada. Con la ayuda de la cronología, sé que si escucho bien, estas dos mujeres de mucha voluntad que se han instalado en mi aura, me orientarán.

Dicho eso, espero que te guste leer estos libros tanto como me ha gustado escribirlos. ¡Bendito sea!

—Carolina da Silva—

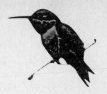

# _P_rólogo

### La muerte de doña Carolina da Silva, la anciana

Envuelto como momia en una raída cobija anaranjada, el cadáver de doña Carolina da Silva se estiraba rígida sobre las cenizas de su fogón, ya frío desde hace mucho tiempo. Afuera gemía un viento helado, efecto de la tremenda nevada primaveral cuya profundidad en el Pueblo del Sauce Colorado, alcanza una altura equivalente a un tercio de un pino maduro. Los deditos de escarcha blanca se extendían hacia abajo desde las fisuras de la salida, ya cerrada, que dominaba el techo de la kiva. Sólo el gemido del viento interrumpía el silencio total dentro y fuera de esta cámara subterránea. Ningún cuervo, ningún gayo, ninguna urraca, de hecho, ningún ser humano cometería la tontería de exponerse a esta tormenta. El gato montés se abrigaba con su manada y el oso negro, acurrucado en su cueva, aún no se había despertado de su sueño invernal.

La poca luz de la tarde sombría cedió a la noche y el adobe se hundía en la oscuridad. Ni la cobija, ni las cenizas grises le proveían calor al cadáver de la anciana, que exhibía un color castaño purpúreo en su piel de ciruela pasa. Pero a doña Carolina, curandera famosa de su pueblo y de los alrededores, no le importaba. La yerbatera venerada ya había pasado al otro lado.

Sí, estaba tan muerta como las moscas que, después de infestar los restos de la última comida de la anciana, quedaron congeladas por el repentino descenso de la temperatura.

Doña Carolina flotaba cerca del techo y observaba la escena con cierta indiferencia. Ya no se sentía relacionada con el cadáver marchito y retorcido, con la cámara de adobe y su suelo de tierra apisonada, ni con el Pueblo y su gente de cara quemada. Como decía su abuelita: "Lo que no es de mi cuenta ni me enfría ni me calienta". El tejido de conexiones emocionantes se había apartado de su esencia al mismo tiempo que su vida, algo como el algodón de un álamo. Sin cuerpo, ya no sentía dolor, sólo liviandad y flotación, y si hubiera tenido una boca se habría reído como cuando de niña su madre le daba cosquillas.

Sin embargo, un pensamiento incómodo persistía escondido en el fondo de su ser y ella se quedaba suspendida sobre la escena en vez de seguir su jornada como claramente debía de hacer.

La vida en el Pueblo había sido buena. Como hija de la tierra conocía cada planta, cada animal y cada partícula de tierra del área desde el barro colorado de las riberas del río hasta las rocas azul–gris de las paredes del cañón y la tierra amarilla de los campos de maíz. Su madre, yerbatera también, le había enseñado los atributos de las familias botánicas: cuáles curaban y cuáles hacían daño. Carolina, siempre curiosa, tomó estos conocimientos y, experimentando por su cuenta, los extendió para curar a los de su pueblo de sus enfermedades físicas y psicológicas. Durante su larga vida también llegó a saber mucho sobre la naturaleza humana y contempló las preguntas trascendentales sobre la vida, la muerte y el propósito de la humanidad.

Aunque vivió la mayor parte de la vida casi como ermitaña, en contacto sólo con sus animales y sus clientes, doña Carolina también había conocido el amor —el amor de sus padres que murieron muy jóvenes, y el breve pero apasionado amor de un hombre, español y antes desconocido, que había pasado por la región en busca de oro—. De su unión nació una niña, a quien adoraba más que a cualquier otra cosa y a quien criaba con la esperanza de pasarle sus muchos conocimientos, laboriosamente acumulados, de yerbatera.

La atmósfera que la rodeaba se sacudió de un modo apenas perceptible y se encontró fuera de su casa, flotando sobre los techos de las casas de adobe, casi a la altura de la blancura de las montañas. Abajo, todo, aun el caminito surcado que le da la vuelta al pueblo y el arroyo que separaba la mitad Norte de la mitad Sur, relucía bajo la luna pálida que ahora dominaba el negro cielo despejado. Doña Carolina sentía el susurro cercano de otro mundo que le exhortaba que se acercara a él.

Pero ese pensamiento mezquino seguía chispeando en su mente como nieve brillante en un día de sol y le hacía falta largarlo de su aura para poder irse. ¿Qué había estado pensando? Ah, sí, su hija. En cuanto a las artes de curación, Rosa no había demostrado ni interés ni capacidad. Se crió, se casó y con su marido abandonó su pueblo. No se fueron a otro pueblo cercano sino que se trasladaron al norte donde buscaban trabajo de obreros en el campo.

Carolina se quedó en el pueblo, cada vez más aislada a causa de la veneración de su gente, quien la elevó casi como una de las imágenes sagradas que se sacaban a pasear en los días de fiesta. La desilusión de no tener a quien pasarle su experiencia la hizo sentirse sola. Sin un pariente consanguíneo para continuar la curación, terminaría la línea de doña Carolina.

"Carolina," destellaron las estrellas un mensaje, "es la hora de acompañarnos".

"No. No se ha acabado. ¡Debo quedarme!"

Una de las estrellas relucía mayor y más fuerte que las otras y a Carolina se le ocurrió que una voz podría emanar de su brillo. "Carolina, tú que has sido testigo frecuente del flujo y reflujo de la vida, sabes que la hora de la transformación ha llegado. No quiere decir que todo se haya acabado, porque en los fines encontramos nuevos principios."

La luz subió y extendió su dominio sobre la oscuridad del cielo. "Vente, Carolina. No se ha acabado todo. La heredera de tu época en la Tierra aún no ha nacido. Verás. Te será muy claro. Vente hacia la Luz. ¡Ahora!"

# Salir del pasado para entrar en la actualidad

La sesión de verano de Gold Mountain College en Boulder, Colorado, al fin ha terminado. Al releer este diario personal, sólo ahora comienzo a comprender algunas de las razones que me hicieron escribirlo. Por lo menos guarda la historia de una mujer latina/indígena increíble, mi antepasado, cuyo nombre comparto y quien vivió hace 150 años en el Taos Pueblo y quien además gozó de mucho renombre como yerbatera maestra.

A muchos lectores puede parecerles increíble el hecho de que he conocido al espíritu de esta mujer, si no al cuerpo —de que he conversado con ella, que he aprendido de ella y aun he discutido con ella—. Oye, ¡y sería con razón! Tendría yo las mismas dudas si no fuera por estas experiencias innegables —algunas edificantes, otras emocionantes, y sí, algunas extravagantes —que he descrito en estas páginas—.

Al fin y al cabo, no me importa convencerte de que esto haya pasado: basta con que lo crea yo. Tampoco me importa que estas páginas a veces revelen mis propias debilidades e incertidumbres. ¿Dónde está escrito que la vida haya de ser fácil o que todos tengamos que manejarla perfectamente?

Lo que sí me importa es compartir contigo lo que he aprendido porque si la información ha afectado mi vida, tal vez te ayude a ti o a algún familiar o conocido tuyo.

Lo que puedo decir es que yo, Carolina da Silva, Ph.D., soy de naturaleza maestra fanática. Está en mis genes, y si estuviera cosechando fruta en el valle de San Luis, limpiando casas o trabajando de camarera, de alguna manera lo convertiría en una oportunidad de enseñar y aprender. Así que a los que están dispuestos, les pido que me acompañen en un viaje porque creo que esta historia espléndida les revelará algunas maravillas.

## El 23 de mayo

Niego ser la persona más desordenada del mundo porque mi hermanita Angela es peor, pero no por mucho. No he cumplido con las obligaciones de la mujer latina tradicional. Se me queman las tortillas, no me he confesado desde la época de Reagan y no permito que me manipulen los hombres machistas. Y no me pidas que te cosa un botón, y mucho menos que te fabrique un trajecito precioso para un santo.

Estos fracasos pueden haber sido el motivo por el cual mi papi decidiera mandarme a la universidad. Eso, y tal vez mi insistencia interminable. Fuera cual fuera la razón, le agradezco mucho a Papi su decisión a favor de la educación porque ha afectado profundamente mi vida entera.

Me entretenía con estos pensamientos hoy por la mañana, sentada con las piernas cruzadas en el piso de la sala de mi nuevo apartamento, mirando fijamente una foto en que salía yo y mi familia y que había encontrado en una caja que estaba desempacando. Era una foto bonita que alguien tomó en el día en que recibí mi doctorado de una universidad de Nueva Inglaterra. Nadie de mi familia ha ganado un título universitario avanzado, así que el gran evento familiar atrajo a todos: Mami y Papi, Angela y mis tres hermanos mayores con sus familias. Allí estábamos, posando bajo el sol algo desteñido de la costa este, vestidos en nuestras mejores prendas. Yo estaba en medio de todos aparentando la dignidad que confieren el birrete y la toga académicos. ¡Qué día más glorioso!

Con dificultad desaté el nudo en que estaban mis piernas y me puse lentamente de pie. Debería enmarcar esta foto y exhibirla en el manto de la chimenea. Sí, mi apartamento tiene una chimenea que funciona y nada menos que un manto con azulejos.

Mami y Papi me presionaron tanto para que viviera con ellos cuando volví a Boulder. Creo que no se dan cuenta de la importancia para mí de tener mi propio apartamento y mi primer trabajo verdadero. Creen que la influencia de la Ivy League me quitó lo latino y que me hizo independiente, reservada y sexualmente activa. ¡Mentira!

Caminé a la ventana y abrí las persianas. La luz dorada del sol entró en la sala a chorros seguida de una vista digna de un panfleto de la Cámara del Comercio de las montañas Flatirons, surgiendo hacia el cielo despejado, reflejando en sus fachadas antiguas y rugosas el calor y la promesa de un día del fin de primavera. En el este no se veía un cielo con un azul intenso tan perfecto. A más de una milla sobre el nivel del mar, Boulder está tantito así más cerca del cielo.

Bueno, a mis padres les concedo lo de independiente, pero no habría aceptado un puesto académico en mi pueblo natal si hubiera querido distanciarme de mi familia. Una de las razones que regresé era para estar más cerca de ellos y para mejor comprender mi origen, mis raíces. Y para que lo sepan todos: para que hubiera actividad sexual tendría que haber un hombre en la escena —o varios hombres— y, ¿dónde están?

Miré la sala todavía llena de cajas parcialmente desempacadas. Una situación desesperada. Bueno, cuando la situación se hace desesperada, los desesperados hacen una excursión en el campo. Las colinas me llaman.

Desenterré mi mochila, le eché una botella de agua, un caramelo de chocolate (como sustituto de la actividad sexual, me dije), y mi diario. Ya estaba vestida apropiadamente en vaqueros cortados y una camiseta roja. Sólo me faltaban los calcetines, los Nikes™ y una camisa de gamuza. Por el calor que haga, no vayas nunca a las montañas sin ropa, agua y una cobija adecuadas. Me puse el pelo en cola de caballo para quitarme los rizos negros de la cara, cogí la mochila, la cobija, mis llaves y la cartera. Me escapé por la puerta en menos de dos minutos. ¡Estupendo!

Esperaba pacientemente en el estacionamiento mi antiguo pero confiable bicho VW, que, después de alisar un poco el metal, yo había pintado un fuerte color de lavándula. Se parecía a una vaca purpúrea que pastoreaba.

Eché todo en el asiento de atrás e instaba a la acción a mi bicho. Salimos, y si no volamos por el cañón de Boulder, por lo menos traqueteamos a una velocidad majestuosa, dando amplia oportunidad para admirar las vistas escénicas.

Sabía exactamente adónde quería dirigirme.

Subiendo por el cañón era como una excursión por los recuerdos. La pendiente escarpada del lado sur se extendía alta y lisa contra el cielo brillante, presentando una faz sombreada, fresca, azul–gris. El lado norte, donde se había excavado para construir la carretera, estaba más lejos porque intervenía el arroyo ancho que vagabundeaba primero por las montañas y luego por la ciudad para después vaciarse en los altos llanos al este. Aunque era muy inclinada, la pendiente de este lado no quería ser otra cosa que una colina, mero heraldo de las montañas altas que la respaldaban. El arroyo, hinchado con la nieve derretida por el sol de primavera, con pretensiones de río, hacía su baile de mayo saltando de piedra en piedra para crear una espuma lechosa.

Después de andar unas millas, di vuelta a la derecha y me dirigí por el menos usado Four Mile Canyon hacia la antigua población minera de Gold Hill. Este cañón no había cambiado durante varias generaciones. Aquí también el arroyo estaba alto pero con menos agua y casi nada de ruido. Los altos pinos servían de centinelas sobre el camino, observando sospechosamente la entrada del bicho color lavándula en su territorio.

Después de pasar el pueblito de Salina, terminó el asfalto y el carro daba saltos por un surcado camino de tierra, levantando nubes espesas de polvo. Llevé el bicho por varias curvas fuertes para después detenerme al lado de una. Cogí mi mochila y la cobija y en un dos por tres me bajé del carro, y me encaminé por una senda casi invisible que zigzagueaba por el bosque hasta llegar a mi lugar clandestino.

Mis hermanos y yo lo había descubierto hace muchos años en un fin de semana en que la familia visitó a unos amigos en Gold Hill. Tendría yo apenas ocho o nueve años, porque aún no había nacido Angela.

Deambulábamos por el corte del camino hacia abajo y topamos con la senda e inmediatamente iniciamos una misión de descubrimiento. La senda pasaba entre pozos de minas y un arroyo pequeñito y terminó justo al pie de una vertiente muy inclinada a una distancia de más o menos una milla de la margen del bosque.

Desde allí, nos encaramamos sobre la cuesta, juntando piñas y resina para quemar en la chimenea en casa.

De repente encontré un claro donde había un espacio ancho y llano, definido por un círculo de piedras grandes colocadas desordenadamente. Parecía como si en alguna época alguien había hecho hogueras de campamento aquí; pero ahora el sitio quedaba totalmente abandonado.

Les avisé a mis hermanos, que tumbaban como cachorros, gritando alborotadamente por toda la ladera del monte, y los llamé al sitio mágico. Si te colocabas bien, mirando hacia el este, podías entrever por un tajo en las montañas y los árboles hasta la ciudad de Boulder que rutilaba bajo el sol. Estaba tan quieta en este lugar que sólo después de unos minutos comenzabas a distinguir al fondo un zumbido leve y persistente, que era el sonido de la ciudad. Extraña pensar que vivimos en tal contaminación acústica todos los días, ¿no?

Resultó que también quedaron impresionados mis hermanos y corrieron por el sitio arrastrando piedras grandes hacia el círculo para completarlo. Saqué agujas, hojas, piñas y otros restos de décadas de abandono. Por los años, el espacio se convirtió en destino para nosotros, los niños. Traje a mis amigos aquí cuando íbamos de caminata y creo que mis hermanos también venían aquí con sus novias a veces.

Ahora caminé por el conocido afloramiento de cuarzo rosado que derramaba piedras con vetas rosadas por la senda y que indicaba dónde entrar para subir la cuesta por entre los árboles. Era una caminata que tardaba sólo cinco minutos, pero era una cuesta muy empinada que pasaba por los pinos, abetos, espinos, matos de aguavilla, rosal silvestre y algunos geranios silvestres. Llegué al círculo resollando. Tengo que readaptarme a la altura de 8000 pies. Hice una nota mental de tomar más vitamina C y hierro al llegar a casa.

Todo era igual. Sólo me hacía falta quitar algunos palos y agujas para preparar una hoguera. Al comenzar mis tareas, ecos del pasado, llevados por el viento primaveral, murmuraban por las piñas en las ramas pesadas y se juntaron sobre mí. Rostros de la época de escuela secundaria y aun de la primaria —gente en la que no había pensado desde hace muchos años— materializaron en el humo de la hoguera incipiente mientras soplé las ascuas, incitándolas a la vida. Extendí la cobija por un montecito de palos y piñas que había juntado, y alimentaba pacientemente las llamas.

La decisión de regresar a Boulder a vivir no había sido fácil. Había recibido ofertas de puestos de muchas universidades de Nueva Inglaterra. Pero eché de menos a mi familia y a mi hogar, y creí que aún no estaba en paz con la idea de mi origen. Y había algo más que no podía precisar pero que de vez en cuando se manifestaba en mi conciencia como una ceniza que flotaba en el aire. Era como que mi regreso se hubiera predestinado.

¿Cómo describir este sentimiento extraño? Me hizo revivir el día en que entré a una tiendita de ocultismo cerca de la universidad durante mi primer semestre. Hablar con la dueña, echar mano a las cartas del Tarot, mirar los cristales y oler los inciensos y mezclas de perfumes celestiales todo me llenó de un sentimiento caluroso y familiar. Me di cuenta de que la Wicca era el camino a la autoilustración que yo seguiría. Comencé a asistir a clases de Wicca 101, recibí la iniciación, me uní a una bandada y nunca me arrepentí de la decisión. La Wicca me abrió vistas cuya existencia antes ni sospechaba.

Sí, algo más trascendental que el simple regreso físico a casa me esperaba en Boulder. Algo para ayudarme a extender los horizontes. Pero, ¿qué? Seguramente no podían ser los viejos amigos de la escuela secundaria. Todos se habían ido por caminos distintos. Muchos ya se han casado y se encuentran criando su manada de niños. Otros nunca han ido más lejos que el trabajo que ya tenían cuando se graduaron. Algunos abandonaron la escuela y terminaron en el alcoholismo o la prostitución o en pocos casos llegaron a cometer crímenes serios. Un par de muertes inesperadas —accidentes de carretera—

y uno o dos que simplemente desaparecieron. Los que todavía están aquí se preguntarán si he vuelto para hacer alarde de mi "gran título". O susurrarán entre sí que me he venido a casa con el rabo entre las piernas a causa de algún escándalo indecible.

Mi familia se jacta de mis logros, pero verdaderamente preferirían verme casada y —palabra temida— establecida. Y luego hay mi hermanita, activista militante, para quien debo servir de modelo y a quien he de convencer a que siga un camino tradicional. A decir la verdad, ella me preocupa. No tengo la menor idea de....

Súbitamente el zumbido se hizo más fuerte. En vez de flotar desde la ciudad, parecía emanar del bosque, subiendo del tapete de agujas fragantes y suspirando por las ramas. El ruido hizo que mi corazón latiera más rápidamente. No temía estar sola en el bosque entre las ardillas, pájaros, venados, pero....

Cerré los ojos y me concentré en las llamas de la hoguera que ahora chisporroteaba y daba un calor fuerte. Serían las abejas, pensé, ahora acostumbradas a mi presencia, haciendo su trabajo diario al atacar las campánulas, las únicas flores que se ven en esta época.

De repente una vibración intensa me asaltó la cabeza; parecía penetrar al mismo centro de mi cerebro. Mis ojos se abrieron de golpe y me levanté por completo. Un colibrí zumbó por mi cabeza como un avión de guerra en miniatura y luego voló derecho al fuego, flotando encima, batiendo furiosamente sus alitas. Para mi sorpresa, el pajarito, en una voz alta y trémula, empezó a hablar.

"Buenas tardes, Carolina, soy tu antepasado, doña Carolina da Silva y he venido volando desde Taos para conocerte. ¿No le ofreces a tu triple bisabuela algún refresco?"

"¿Qué…? ¿Quién…?" Miré rápidamente alrededor, pero excepto por el colibrí, estaba sola en el bosque. El pajarito me gorjeaba en un idioma que parecía el español, pero mezclado con algún otro idioma. Y lo que era peor, yo lo comprendía todo.

El chirrido del pajarito cobró un tono decididamente colérico. "¿Cómo esperas aprender, chica, si sigues hablando y no escuchas para nada? Como decía mi santa madre, que en paz descanse, 'Oyendo, viendo y callando, con todos en paz me ando.' Ya te dije, soy tu antepasado,  doña Carolina da Silva. Acabo de volar hasta aquí desde el Pueblo del Sauce Colorado, cerca de Taos, para reunirme contigo en el lugar indicado. Tengo que decirte que tardaste mucho en llegar. ¡Si no fuera un espíritu, me habría desesperado! La época de las flores llega tarde a las tierras altas. ¿No tienes un poco de miel en esa mochila? El pajarito emitió un sonido alto y extraño que sería, si viniera de un ser humano, una risa aguda."

El colibrí se acercó a mí para investigar el contenido de la mochila y yo juraría que vi en su cara las características de una indígena anciana. Me sacudí la cabeza para quitar las telarañas.

"No seas incrédula", dijo el pajarito, evidentemente leyendo mis pensamientos. "No es tu lugar ser incrédula. Estás aquí para aprender, porque te he elegido, mi querida descendiente, como mi sucesora."

"Lárgate", le grité a la hoguera, no queriendo mirar el pájaro. Pensé que la causa de esta visión debe ser el hecho de que anoche, en mi fiesta de bienvenida, devoré las enchiladas que hizo mi madre hasta enfermarme. Metí bruscamente un palo en el fuego, produciendo una lluvia de chispas.

"Deja de tonterías", trilló el pajarito, "Magas la Dulce cocina mejor que eso".

Dejé caer el palo y miré fijamente al pajarito que ahora entraba y salía de un geranio silvestre. Había usado el apodo de mi madre, algo que sólo sabíamos los miembros de la familia.

"Has usado el apodo de mi madre. Sólo lo saben los familiares", le dije.

"Te oí la primera vez que lo pensaste. Puedo manifestar como un colibrí pero no estoy sorda."

El pájaro posó en el aire, aparentemente sin mover, apuntándome con su largo pico puntiagudo. "Si hubieras traído un poco de agua azucarada, este proceso de transformación sería más fácil. Requiere mucha energía lograr esto, ¿sabes?"

Parpadeé y en un santiamén el pájaro se convirtió en una mujer india anciana y flaca, empequeñecida por un vestido color de vino tinto y harapiento y que se cubría con una manta anaranjada y sucia que agarraba con sus manos retorcidas.  Se sentó en el suelo con las piernas cruzadas en el otro lado de la hoguera. Por un momento se veía muy fatigada, luego sus ojos cobraron el brillo de dos cuentas de azabache, me miró desde arriba hasta abajo antes de decir, "Mi corazón se alegra, mi triple bisnieta, de que al fin hayas regresado a casa para reclamar tu herencia. He esperado 150 años a que estuvieras lista. Me parece que la espera ha valido la pena".

Yo no sabía qué responder pero ella no parecía esperar una respuesta. Parecía contenta de mirarme a través de las llamas del fuego. Si era todo sólo un producto de mi imaginación, no hacía falta responderme a mí misma, algo que podría resultar en una visita al manicomio. En casos de duda en la vida, mi costumbre es no hacer nada. Mantuvimos el silencio durante unos momentos. De repente, habló,

"Chica, te ves cansada".

"Porque estoy cansada." Pensé que tal vez sí era mi pariente porque había comenzado a hablar como mi madre.

"¿Sabes lo que tienes? Tu problema es el mal del siglo veintiuno —el estrés—. Te hace falta relajar, chica. Te preocupas demasiado. Te impide absorber nuevas lecciones. ¿Cómo puedes ser una gran divulgadora de conocimientos ocultistas si estás demasiado fatigada para enseñar?"

Le miré con sorpresa. Este dizque espíritu que yo de alguna manera había conjurado me comenzaba a irritar. Dije, "No puedo descansar sobre una vellosa nube rosada y flotar al infinito como se supone puedes hacer tú".

Las pupilas de mi antepasado se contrajeron y se avivaron. "¡Ec, ec!", tosió. "¡Quisquillosita, quisquillosita! Habré pulsado el botón del estrés. No estarás lo suficiente avanzada mágicamente para flotar sobre una nube, pero puedes hacer uso de la aromaterapia para calmarte los nervios".

"¿La aromaterapia?" Le miré de soslayo. "Si hace tanto que estuviste viva, ¿qué sabes de la aromaterapia?"

"Ah, mi hijita, veo que tienes mucho que aprender. La aromaterapia no es sólo una manía de tu época. La gente por toda la historia ha aprovechado las propiedades curativas de los aromas, porque los aromáticos son del mundo natural y por eso universalmente disponibles. Los olores tenían un papel clave en las sociedades primitivas. A veces los cazadores seguían la pista de su presa por medio del olor. Los curanderos podían saber el estado de salud de alguien por su olor y podían descubrir sus estado social por el olor de su comida.

"Y eso sin hablar del aroma de la atracción sexual que tus científicos altaneros sólo pudieron redescubrir al final del siglo veinte. A su 'descubrimiento' lo llamaron 'feromonas'", dijo con desdén. "Me supongo que pensaron que si le dieran un nombre bastante técnico todos creerían que ellos lo habían inventado. Dios mío", sopló una ceniza e hizo volar unas chispas, "conocíamos bien las feromonas en el Pueblo. ¿Cómo crees que llegaste al mundo?".

Mi antepasado, o la ilusión de una antepasado que yo había creado, miró fijamente el fuego y parecía bajar un antifaz sobre su rostro como ocurre con los indígenas cuando quieren ser o obstinados o introspectivos. Después de unos momentos se incorporó de su ensueño y fijó nuevamente en mí los ojos de azabache.

"Triple bisnieta, Carolina da Silva, que comparte mi nombre, estoy aquí para ayudarte. Me llamaste, ¿sabes?"

La miré.

"Sí, me llamaste con tu mente subconsciente. Aunque he estado esperando que crecieras y que te maduraras, no podía manifestar hasta que me llamaras. Así son las reglas allá arriba", echó una mirada piadosa hacia el cielo. "Afortunadamente, la mala hierba nunca muere", añadió cacareando maliciosamente.

"Para avanzar, primero tienes que lograr controlar este asunto del 'estrés'."

"Entre dicho y hecho hay un gran trecho. Así dice mi madre", saqué adelante la barba.

"Si no puedes cambiar la situación, puedes ajustar tus reacciones físicas y emocionales", su barba salió igual que la mía.

Hombre, si estaba dialogando conmigo misma, era fenomenal. "¿Cómo?"

"Creí que nunca me lo preguntarías", se ajustó la cobija sobre los hombros. "Hay muchas maneras, claro. La meditación, el trabajo ceremonial de sendas, yoga, ejercicios físicos —todos tienen beneficios—. Creo, sin embargo, que te hace falta poner más gusto en tu vida. ¿Por qué no tomas una clase de aromaterapia?"

Claro. Estupendo. Una profesora que vuelve a la escuela. ¡Qué manera de hacer impresión entre mis colegas!

Doña Carolina me leyó de nuevo la mente. "No hará daño a tu estado de profesora", dijo. "Y adquirirías más conocimientos del ocultismo. Oí hablar, por casualidad, de una maestra competente que inicia una clase en una tienda de materiales metafísicos en el centro. No habrá conflicto con tu horario porque se reúne de noche. Sería igual que cuando tomaste clases de Wicca."

"Bueno, veremos. ¿No es la aromaterapia un tema difícil de aprender, y no es muy costosa? Tengo un presupuesto muy limitado."

"No tanto y no tanto. Hay muchas recetas sencillas que cualquiera puede hacer, y no necesitan costar un ojo de oveja y tres cobijas tampoco."

Le miré fijamente.

"Perdón, una expresión del Pueblo. Creo que dices 'un ojo de la cara' aunque eso me parece francamente brutal."

Tuve que reírme. "Bien, bien, ¿cómo empiezo?"

"Te doy unas recetas. Saca el diario y el bolígrafo que tienes enterrado en esa mochila del diablo en vez de la miel que debías haber traído, y haz apuntes."

Me pregunté que cómo sabía estas cosas. Si era un espíritu del Otro Mundo podría saber bastante. Y si todo era producto de mi imaginación sabría que había traído el diario. Pero era imposible que yo tuviera conocimiento de la clase de aromaterapia. Tendría que confirmarlo. Después de buscar torpemente por la mochila, saqué el diario pero me di cuenta de que no había traído un boli. ¡Típico!

"No te critiques tanto, chica", chascó mi antepasado. "Siéntate, modera tu respiración y escucha con cuidado. Te acordarás."

Respiré profundamente como me indicó. "Bien, ándale."

Al empezar a hablar, doña Carolina se levantó y echó a andar alrededor de un abeto. Al completar el círculo, se había convertido de nuevo en colibrí.

"Un simple baño en sal de mar cada noche será de mucho beneficio", chirrió el pajarito. "La sal de mar lleva muchísimos minerales que quitan las toxinas de tu cuerpo, fortalecen tu sistema inmune y te ayudan a relajar. Echa una libra de sal de mar en un tarro grande. Si es un tarro que contenía miel, no tienes que limpiarlo porque la miel, además de gustarles a los colibríes y otros, te sosiega el cuerpo. Agrega diez gotas de cada uno de los siguientes: eucalipto, lavándula, abeto de Siberia, esencia de nerolí, y cinco gotas de aceite esencial de bergamota, y estás preparada para dormir a pierna suelta."

El pájaro hizo algo luego que yo nunca había visto: volteó y posó en el aire pico arriba. Sus alas se movían tan rápidamente que parecía no moverse nada. "A propósito, la esencia de nerolí la llaman ustedes el azahar", continuó. "Tapa el tarro y agítalo bien. Tendrás suficiente para muchos baños porque necesitas sólo una o dos cucharadas cada vez."

Me dirigí al pájaro supino, "¿Cómo sabes del beneficio de la sal de mar si pasaste tu vida entera en un Pueblo lejos del mar?".

El colibrí dio otra vuelta para quedarse en posición normal. "Porque, chica, ahora que soy del Otro Mundo, tengo acceso a toda la sabiduría acumulada del universo, incluso los Récords Akashic, que registran todos los pensamientos y hechos humanos que han ocurrido sobre la superficie del planeta. Me podrías denominar una 'computadora cósmica'", cacareó. "¿Lista para la próxima receta?"

"Seguro, ¿por qué no?" Me encogí de hombros.

"Cuando estás en el baño o lista para acostarte, prepárate un té de hierbas 'Duérmete bien'. Puedes hacer una cantidad pequeña, o si te conviene, compra las botánicas en cantidades mayores, mézclalas y guárdalas en un tarro grande con boca ancha. Llena un colador de té para cada taza que quieres hacer. Mezcla partes iguales de manzanilla y toronjil; echa un puñado de pétalos de rosa y un poco de fruta de escaramujo machacada para el sabor y para fortalecerte con vitamina C, y en cada cuarto de la mezcla, un cuarto de taza de cáscara seca de naranja, bien molida".

"Suena rico".

"Es aun mejor si le agregas una cucharadita de miel", juro que vi un centelleo en los ojos de mi amiga emplumada. "Y a propósito, sé que eres terca, pero tus hábitos en la hora de acostarte podrían mejorarse. Por ejemplo, en vez de esforzarte con exámenes y libros pedagógicos, lee algo ligero y divertido antes de dormirte".

"¿Terca? ¿Yo?" Es imposible que alguien me acuse de ser terca. Excepto todo el mundo. "Bueno, me divierto con las novelas de misterio", confesé.

"Y no te has permitido el lujo de leerlas desde que esta carrera te esclavizó, ¿verdad?"

"Bueno...."

"Siempre sientes la obligación de hacer otras cosas 'serias'."

"El trabajo de una maestra nunca se acaba."

"Si no comienzas a relajarte, eres tú que te vas a acabar. ¡Ja, ja!"

"¿Quieres dejar de volar en círculos? Me estás mareando. Compraré unas novelas de Agatha Christie. ¿No hay más recetas?"

"¿Piensas que entre la lingüística y la literatura caben unas recetas más sin partirte el cerebro?"

"Andale, haz la prueba".

"Cuando vuelves del trabajo después de un día de mucho estrés, mímate con una compresa caliente. Llena un tazón de agua caliente y añade entre cinco y ocho gotas de una sola fragancia o de cualquier mezcla de los aceites siguientes: mejorana, manzanilla, prímula o petitgrain. Moja una tela limpia en el agua, sácala y quítale el exceso de agua. Pónte la tela caliente y húmeda en la cara y en la nuca.

"Otra cosa fácil de hacer es comprar una vela perfumada con aceites esenciales y quemarla durante 20 minutos antes de acostarte. Compra una vela perfumada con rosa, hisopo, elemí, olíbano, salvia o cualquier combinación de éstos."

"Perdona mi ignorancia pero, ¿qué es exactamente un aceite esencial?", digo. "¿Cómo es diferente de otros aceites y perfumes?"

Mi antepasado describió otra vuelta al árbol y desde el otro lado llamó "Ya sabrás todo eso cuando tomes la clase. Ya es mi hora de partir. Sólo puedo mantener estas manifestaciones durante un tiempo limitado".

Y se esfumó. Me levanté y di una vuelta al árbol buscándola, pero había desaparecido. ¡Desvaneció por completo!

En el camino de regreso, luché por imponerle sentido a la experiencia.

Como pasa a menudo cuando doy un paseo por las montañas, en el camino de subida, los problemas de mi existencia mundana se esfuman como una neblina ante el viento y me alegro de vivir en un mundo donde la realidad salta del cielo azul subido y del bosque verde y aromático, con la adición, esta vez, de una visita con el espíritu de mi antepasado. Y como frecuentemente ocurre también, en el viaje de vuelta a la ciudad, mi vida cotidiana me acecha en el camino para que al llegar a casa comience a sentirme normal, entregada de nuevo a mi rutina diaria. La experiencia con doña Carolina se me fue y decidí que todo era un producto de mi imaginación o era un sueño muy vívido.

Puedes imaginarte mi sorpresa cuando, entrando en la casa, eché mis chivos en el sofá, encendí el televisor y ¡qué milagro! emitían un programa sobre los colibríes. No me había acordado que la última cosa que miré en la TV era un programa en el canal público.

Más tarde, sacando la basura, tropecé con mi vecina del apartamento al lado, que estaba clavando algo en la pared que daba a su jardín. ¡Era un aparato para alimentar a los colibríes! El viento se subía y soplaba algunos papeles sueltos por el suelo. Deposité mi bolsa de plástico y al voltearme, una hoja de periódico subió y me pegó en la garganta. Me la quité y vi que era un anuncio que decía:

Dunraven House presenta
un taller de aromaterapia
dirigido por la yerbatera certificada
Brianna Duncan
Puestos limitados
Matricularse por teléfono o en persona

Sentí un escalofrío. Doblé la hoja con cuidado y la metí en el bolsillo.

Tardé mucho en dormirme. Me revolvía en la cama casi hasta la madrugada. Cuando por fin me dormí tuve un sueño de aquéllos muy extraños que a veces nos confunden. Doña Carolina me apareció en su forma humana y se sentó al pie de mi cama. Estaba tan cerca que percibí el olor a humo de la hoguera de la tarde que todavía emanaba de su ropa. Me sonrió y me dijo, "Chica, tú eres una persona muy terca. Me cuesta mucha energía convencerte de mi existencia. Pero yo soy igualmente terca y me siento capaz de hacerlo". Frotó las manos como si anticipara combate, y chispeaban sus ojos. "Como cuando el colibrí asalta un jazmín trompeta en plena flor te voy a bombardear con tanta evidencia que tendrás que capitularte."

El próximo día era sábado y comencé a vaciar mi mochila. Cuando saqué mi diario, el librito se abrió a una página que debía estar en blanco. Pero, escritas en letra pequeña, precisa y antigua estaban todas las recetas que doña Carolina me había recitado. Me estremecí otra vez y sentí el paso de una sombra. La letra seguramente no era mía. Estoy segura porque recuerdo que no había llevado mi bolígrafo. ¿Cómo podría escribir esto? ¿Habré caído en un trance frente a la hoguera y encontrado un depósito de conocimientos escondidos en el fondo de mi mente? ¿Escribiría las fórmulas para después convencerme a mí misma que no había traído un boli? ¡Eso habrá sido! Me negué a admitir la posible explicación alternativa. Pero, ¿qué decir de las casualidades raras y el sueño? Tenía que salir de la casa para no volverme loca.

Me dirigí al restaurante Dot's Diner, unas cuadras del apartamento, para desayunarme unos huevos rancheros. Es un plato que me aclara la cabeza cuando estoy agitada. Me senté encorvada en un taburete de vinilo rojo, metiéndome entre una pareja de amantes y un gordinflón vestido de cuero y camiseta. Probablemente era el dueño de la Harley estacionada afuera. La mesera se acercó sin mucha prisa para servirme.

"¿Qué tienen como plato especial hoy?", pregunté.

"Ala de colibrí en pan tostado, ¿qué crees?", me contestó. Cuando me vio empalidecer, añadió rápidamente, "No lo dije en serio. En realidad es un Denver omelette".

"Tráeme los huevos rancheros", ordené.

Mientras esperaba mi comida, traté de perderme en el periódico, pero oí por casualidad la conversación de los amantes.

La mujer decía, "No me di cuenta cuando compré aquella fucsia colgante para el patio que atraería a tantos colibríes. Pasé una hora leyendo en el patio ayer y si no me movía, los chupaflores zumbaban alrededor de la planta sin cesar".

¡Eso fue el colmo! Volví los ojos hacia el cielo por falta de dónde mirar. Está bien, está bien, me dije silenciosamente. Puedes parar cuando quieras. Sé cuando ha terminado el juego. ¡En cuanto acabe el desayuno, iré a Dunraven House para investigar esa clase de aromaterapia!

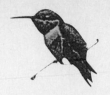

# La aromaterapia por los siglos

### El 10 de junio

Al escribir esto tengo que confesar que a pesar de estar ocupadísima, todo me va mejor. Mi antigua energía ha reaparecido y tengo una actitud positiva hacia la vida. Podría atribuirlo a mi readaptación a la altitud, el estar más cómoda con los procedimientos de la universidad y finalmente el haber impuesto un poco de orden al caos que caracterizaba mi apartamento.

También creo que mi familia se está acostumbrando a mi presencia. Mami ya no telefonea todos los días y Papi parece estar contento con que me vea un par de veces a la semana y que aparezca el domingo para comer. Hasta oí que le decía al tío Alfonso que mi trabajo en la uni era muy importante. ¡Por poco dejo caer la tortilla en los frijoles! Es la primera vez que Papi reconoce que el ser profesora vale la pena como trabajo (comparado con ser camarera en su restaurante o luchar con las cuentas en la oficina, todo lo cual para él alcanza la categoría de "trabajo auténtico").

En cambio, las pociones de doña Carolina pueden haber ayudado también. No fue hasta después de beber regularmente el té, tomar el baño terapéutico, aplicar la compresa y quemar la vela que ella había recomendado que yo empecé a relajarme. Excepto por el sueño, no he vuelto a tener visita de mi antepasado desde ese día en Gold Mountain y no estoy totalmente convencida de que todo no venga de mi subconsciencia. Las recetas pueden ser el resultado de mi caída en un trance, conectando con mis conocimientos interiores o mi Yo Superior. Tal vez fue un caso de escritura automática. Eso explicaría por qué no recuerdo haberlas escrito. Bien, trataré de mantener la mente receptiva.

Mi situación no ha cambiado pero sí mi actitud. Las botánicas afectan el cuerpo y las emociones, y puesto que los aromas deben afectar el cerebro y el sistema nervioso central en los niveles más profundos, las recetas han funcionado. Pero me adelanto a la historia….

Supe dónde se da la clase de aromaterapia —en una sala al fondo de la botánica Dunraven House, una tiendita en una casa antigua cerca del paseo del centro y no lejos de mi apartamento—.

Me gusta la energía que se sentía allí. Cuando llegué, un gran tazón de agua perfumada se calentaba sobre la chimenea de gas y el olor que emanaba de las piedras era sutil, pero caluroso y alegre. El dueño me explicó que le añade gotas de rosa, sándalo, lavándula y un toque de hierbabuena para hacer sanitario el ambiente, equilibrar las energías, y, claro, animar a los clientes para que compren. Tuvo el efecto deseado sobre mí. Encontré todas las cosas que sugirió doña Carolina incluyendo una hermosa vela aromaterapéutica. Era de color azul–claro y tenía perfume de olíbano y rosa. La he quemado por las tardes durante dos semanas mientras leo en la cama y sólo he gastado la mitad. A propósito, he cambiado de exámenes estudiantiles a novelas de Agatha Christie como lectura nocturna.

La clase es en realidad un taller de tres sesiones ofrecido por Brianna Duncan, una herbolaria certificada. La descripción de la clase dice que va a enfocar en cómo poner a prueba y mezclar los aromas y cómo aplicarlos de maneras distintas para mejorar la salud, la belleza y el ambiente de la persona.

Puesto que no va a incluir la historia de los aromas, recomendó que fuéramos a la biblioteca para llenar los huecos en nuestros conocimientos y nos dió una bibliografía extensa. Ya he preparado las clases para la semana que viene y me parece que puedo dedicar un rato a la investigación de fondo porque me dará la oportunidad de aprender cómo funciona esta biblioteca. Además, puesto que no hay hombres de Baywatch tocando mi puerta para salir conmigo este fin de semana, vale más que pase las tardes del sábado y del domingo en la biblioteca.

Aquí termino. No quiero perder una noche emocionante entre los libros. Soy capaz de ser como ese ingenioso hidalgo don Quijote, quién enfrascó tanto en su lectura que se le pasaban las noches leyendo de claro en claro, y los días de turbio en turbio; y así, del poco dormir y del mucho leer se le secó el cerebro de manera que vino a perder el juicio.

## El 12 de junio

En realidad me divertí tanto investigando la historia de los aromas que no me molestó no tener cita este fin de semana. No tenía idea de la importancia que han tenido las fragancias en todas las culturas por los siglos. Las civilizaciones antiguas no sólo hacían ofertas de perfumes e inciensos a sus dioses, también investigaron sus características medicinales y sus usos para el placer para mejorar la calidad de vida. Como con cualquier cosa que llega a ser parte importante de la existencia de la gente, con el tiempo los aromas adquirieron una cantidad de «equipaje» politicosocial. La búsqueda de una fuente constante de materiales aromáticos y exóticos ejerció una influencia fuerte sobre los gobiernos y sus economías.

Escribo toda esta «historia de los aromas» para no olvidarme de los detalles. Así, puedo volver a ello en caso de necesidad. También se podría decir que sigo una tradición antigua. En los días de antaño, gente que hoy llamamos «curanderos naturópatas» era conocida como hombres y mujeres arteros y hasta brujas. Si sabían leer, registraron los resultados de sus estudios empíricos en sus libros llamados «grimorios» para legar su sabiduría a los que los seguían. Puedes considerar estos escritos como un minigrimorio que se inicia con la historia de los aromas por los siglos.

## Historia primitiva

Aun antes de la historia escrita, los seres humanos tenían conciencia de los aromas en su alrededor porque éstos formaban parte del mundo natural. Saboreaban los ricos olores de las agujas de pinos y los de la tierra mojada cubierta de musgo que emanaban del suelo del bosque tras una lluvia limpiadora. Gozaban del delicado perfume de las flores silvestres y las hierbas aromáticas. Con la nariz husmearon tanto la presa de los cazadores como los animales feroces y peligrosos que los amenazaban constantemente. Porque su supervivencia dependía tanto del sentido del olfato, ese sentido en los humanos primitivos era más agudo que el que tenemos hoy.

Justo como me dijo doña Carolina, los curanderos antiguos podían olfatear las enfermedades y aprendieron a clasificar las botánicas curativas en parte por su aroma. Además, su farmacopea natural tenía categorías según el origen del material: de las semillas, las flores, las hojas, las hierbas, las raíces, las cortezas o las resinas. Los cocineros neolíticos novatos pronto descubrieron que algunas partes de las plantas tenían buen sabor al ser usadas para sazonar la carne o aun para comer solos. De allí nació la idea de los condimentos. Cuando los individuos incorporaron las plantas en su dieta, añadieron, sin saberlo, vitaminas, minerales y otras sustancias beneficiosas para ayudar a mantener su buena salud.

Con el descubrimiento del fuego, los seres humanos se dieron cuenta de que algunas maderas emitían aromas divinos cuando se quemaban. No tardaron en quemar la madera como oferta a sus dioses. Después de todo, si estos aromas agradaban al pueblo, ¿por qué no

agradarían también a los dioses? Cuando hicieron obla-
ciones de animales, los asaron sobre madera aromática
para cubrir el olor de la carne y sangre quemadas. En
algún momento se inventó la palabra *perfume*, que en
latín significa "por entre el humo" porque así se usaban
las fragancias inicialmente.

## Egipto

Nuestros conocimientos de esta historia primitiva vienen
de las investigaciones arqueológicas. Por ejemplo, los datos arqueológicos nos revelan que el equipo necesario para destilar fragancias existía en Mesopotamia hace más de
5000 años. Pero son los egipcios que nos informan de los
usos medicinales de los aromáticos y de su poder de aumentar el placer, porque fueron los primeros en escribir lo
que habían descubierto. Los papiros egipcios cuentan que
en Heliópolis cerca del Cairo, ofrecieron el incienso al
dios del sol, Ra, tres veces al día —la resina por la madrugada, la mirra al mediodía y al atardecer el *khyphi* (pro-
núnciase "quí-fi"), una mezcla de 16 sustancias que parecen crear un plato para comer—. Sigue aquí una versión
modificada de una receta antigua para khyphi:

> 1 paquete pequeño de pasas
> 2 cucharadas de un vino aromático (Chianti, p.ej.)
> ½ taza de mirra molida
> 1 cucharada de miel de trébol
> ½ taza de enebrina machucada
> ¼ taza té de limón
> ¼ taza de junco dulce
> ¼ taza de raíz de nardo
> 1 taza de lágrimas de olíbano

2 cucharadas de polvo de sangre de drago

2 cucharadas de orobanca

2 cucharadas de semilla molida de cardamomo

2 cucharadas de raíz de galanga

1 cucharada de polvo de canela

1 cucharada de alcana

1 cucharada polvo de raíz de lirio de Florencia

Mezcla batiendo:

2 cucharadas de aceite de loto

2 cucharaditas de aceite de retama

1 cucharadita de esencia de bergamota

1 cucharadita de aceite de espicanardo

1 cucharadita de aceite de estoraque

1 cucharadita de aceite de uva

½ cucharadita de esencia de melisa

Tápalo y déjalo durante tres semanas, removiéndolo tres veces al día —al amanecer, al mediodía, al atardecer—. Después de curada la mezcla, almacénala en un recipiente que se cierre herméticamente. Quema pequeñas cantidades todas las tardes con carbón que se enciende rápidamente (disponible en las tiendas de artículos católicos) y estarás siguiendo una tradición que originaron los faraones egipcios.

Los faraones habrán concluido que como representantes terrenales de los dioses, también merecían ofertas aromáticas. Sus súbditos los enterraban con jarras grandes de alabastro y cofres de ébano llenados al tope con ungüentos perfumados e inciensos. Todos los dignatarios fueron embalsamados con sustancias fragantes como la mirra, liquen del roble y canela, que tenían características antibacterianas, antisépticas y preservativas además de aromas deliciosos. Cuando fue abierta la tumba de Tutankhamen, miles de años después de su entierro, algunos aromas todavía se percibían.

Los faraones no sólo usaban los perfumes para los ritos relacionados con la muerte y el entierro sino que mimaban su cuerpo vivo con perfumes. La costumbre de usar fragancias se extendió a un gran segmento de la población y los aromas se agregaron a los cosméticos como las cremas, lociones y el rímel.

El empleo de fragancias se hizo tan popular que se convirtió en diversión casera. Tenía una costumbre rara en las cenas egipcias: recibieron a los huéspedes con una selección de conos sólidos de cera perfumados. Cada huésped eligió un "sabor" y colocó el cono encima de su cabeza. Puesto que las noches eran calurosas y las fiestas eran largas, los conos derretían lentamente y cubrieron el pelo, la cara y los hombros de los invitados con un aceite aromático—un tipo antiguo de mousse para el pelo. Estoy segura que alguien con una imaginación doméstica, como Martha Stewart, podría poner esta costumbre al día creando mantelitos aromáticos individuales, servilletas perfumadas y aguamaniles fragantes para cada invitado.

Cleopatra, que era realmente griega, era probablemente la perita en aromas más famosa del Egipto antiguo. Aunque en belleza no se podía comparar con Elizabeth Taylor, sabía bien aprovechar las características sensuales de las fragancias para enlazar a los hombres como Julio César y el guapo Marco Antonio. Las velas de lona de su barcaza, donde entretenía a los del sexo opuesto, fueron empapadas en fragancia que fluía entre los invitados con las brisas nocturnas. Coloreaba las mejillas, las manos ¡y hasta las nalgas! y se puso varios perfumes afrodisíacos en puntos seleccionados de su cuerpo. La noche en que murió, se bañó y perfumó su cuerpo entero para que cuando la descubrieran, su cadáver emitiera un aroma dulce.

A la gente de hoy no le gustarían los perfumes egipcios auténticos porque aunque se preparaban con materiales aromáticos como lila, loto, almendra, canela, cedro, eneldo, albahaca, cilantro y mirra, los egipcios preferían los perfumes fuertes y muy aromáticos que juzgaríamos hoy abrumadores. Ten cuidado con los fabricantes de perfumes que describan sus productos como "originales" o "auténticos". Las recetas, como la que vimos arriba para hacer incienso khyphi, tienen necesariamente que ser modificadas para el gusto contemporáneo.

Los egipcios tienen la fama merecida de ser los primeros aromaterapeutas porque quemaron inciensos y aceites fragantes con propiedades antisépticos y antibacterianas en el cuarto del paciente. Claro que no tenían los peritos en química del siglo veintiuno para informarles de los componentes de estas esencias. Pero, intuitivamente y por el empleo empírico, descubrieron que si quemaron ciertos materiales fragantes cerca de una persona afligida, el paciente parecía mejorarse. Concluyeron que algunos inciensos expulsaban los espíritus malos que tuvieron por responsables por las enfermedades.

Dada la afinidad de los egipcios por las fragancias, no sorprende que ya para el siglo diez a.C. habían convocado las primeras reuniones de la Cumbre sobre el Aceite. Sólo que el aceite no era el petróleo, sino el perfume. Las reuniones tenían como tema el mantener abierta la ruta del incienso entre los reinos del sur y el norte de Africa y las fuentes del oriente como Persia, Arabia, Babilonia, la India y China. Era crucial para las economías mundiales que las caravanas pudieran transportar mercancías segura y eficazmente. Las resinas y las especias constituían un botín estupendo para los atracadores. De pequeño tamaño, fáciles de esconder pero con un valor muy alto en el mercado negro, los perfumes tendrían características semejantes a las drogas ilegales del mundo de hoy.

## Otras civilizaciones mediterráneas

La historia de los aromas cuenta con las contribuciones de otras civilizaciones además de los egipcios. Babilonia fue un cruce de caminos de la ruta del incienso y las mujeres babilónicas confeccionaban una masa para el cuerpo que incluía la mirra, el cedro y el ciprés y se la untaban. Se decía que esta práctica mantenía sus cuerpos suaves, flexibles, libres de manchas y odoríferos. Me pregunto que si esta masa milagrosa también eliminaba la celulitis. ¡Tendré que preguntarle a mi maestra de aromaterapia!

Los aromas tardaron un poco, relativamente, en hacerse populares con los israelíes ascéticos quienes, al principio, desaprobaron tales frivolidades que tenían la apariencia de idolatría. Aunque el incienso y el perfume se mencionan varias veces en el Antiguo Testamento, parece que existen dudas sobre el significado de la palabra incienso. Evidentemente, el significado antiguo se refería al humo que salía de las ofertas quemadas y no a las fragancias como las conocemos hoy. Sin embargo, una de las fórmulas más ancianas se inscribió en el Antiguo Testamento. Con el transcurso del tiempo, los hebreos comenzaron a incorporar el incienso y los aceites en sus prácticas religiosas. Hoy día las fragancias proveen un fondo esencial a muchos ritos judíos.

Los griegos reinventaron el proceso de arte mesopotamio/egipcio de destilar usando aceites portadores como el de olivo, de sésamo, de castor, de almendra y de linaza para separar el aroma de las plantas. Plantas olorosas típicas eran el tomillo, el romero, la semilla de anís, la salvia, los pétalos de rosa, flores y raíz de lirio. Los académicos y los practicantes de medicina dejaron para sus descendientes tratados que examinan las propiedades fragantes y medicinales de las botánicas. Estos libros sobre las fragancias fueron tan apreciados que los peritos medievales seguían refiriéndose a ellos.

La sociedad antigua de los griegos era machista, vista desde cualquier punto de vista, pero el perfume todavía no se asociaba exclusivamente con las mujeres. De hecho, los hombres griegos se perfumaban más que las mujeres. El hombre eligió un aroma distinto para cada parte de su cuerpo y hasta remolinaban líquidos perfumados en la boca para refrescar su aliento. Me puedo imaginar un estadista, por ejemplo, preparándose para una oración pública. Tendría que preocuparse de la selección de perfumes para cada grieta del cuerpo para que no se chocaran. El interés de la mujer moderna por la coordinación de colores y los accesorios que hagan juego con la ropa no se compara en complejidad con estos señores griegos.

Los griegos creían que las flores brotaban de los cuerpos y de la sangre de sus deidades. Tales materiales sagrados, pensaban, eliminaban del cuerpo las enfermedades y las plagas de las ciudades. En sus plazas plantaron flores y coronaron sus reyes y sus estatuas con guirnaldas de flores aromáticas. Además se adornaron a sí mismos con flores en las funciones sociales.

Roma, cuya cultura parecía pedir prestado casi todo de Grecia, adelantaron la causa del perfume con entusiasmo y convirtieron las aromáticas en una noción común. Popea, esposa de Nerón, se bañaba diariamente en la leche de asna y confeccionó una crema para la cara y el cuerpo. Cualquier persona suficientemente rica para comprar esta crema también mostraba su alto estado social. Era como usar Chanel No. 5™, Obsession™ y Opium™ al mismo tiempo. Los perfumes diferentes entraban y salían de moda igual que hacen las bastillas hoy día. En una temporada el ciprés podría dominar la escena social y en la próxima habría una manía por el perfume de canela.

Sobre todo, los romanos amaban las rosas —se podría decir que las adoraban—. Consumieron tantos pétalos que gastaron completamente las existencias de las provincias. Nerón era el peor. Inventó el primer difusor aromaterapéutico que regó sobre sus huéspedes agua perfumada de rosas que venía de unos tubos de plata escondidas en el techo de su casa. A veces mandaba soltar, en los altos del salón sobre las cabezas de los invitados, bandadas de palomas que dispersaban fragancias dulces con sus alas perfumadas.

Los romanos habrán sufrido de una necesidad de superar el vecino en la cuestión de rosas. En las ocasiones especiales echaron pétalos de rosas por barriles en el suelo del comedor. En un caso de mala suerte, un monarca de 14 años, en su inauguración en 214 d.C., mandó regar tantos pétalos sobre los espectadores que algunos de éstos fueron sofocados por las flores.

Al iniciarse la decadencia de Roma, muchos intérpretes echaron la culpa a los excesos representados por los baños y la perfumería. La censura del estilo sibarítico de vida de los romanos condujo a la idea de que el mantenerse limpio y perfumarse era malo. Este movimiento fascista y anti-baño tuvo parte de la responsabilidad por las pestes que arrasaron mucha de la población europea durante la Edad Media. Pasarían siglos antes de que se redescubrieran las artes de destilación y se volvieran a incorporar los aromas en la vida europea a un grado importante.

## El Oriente

La mala fama que recibió la perfumería en Europa no significó que la industria de fragancias se durmiera o que desapareciera. El uso de aromas para la religión, la salud y el placer continuó desenfrenadamente en el Oriente. Desde las épocas primitivas, los hindúes de la India importaban resinas de Arabia y como ofertas a sus dioses, les agregaron sus propios aromas indígenas en las maderas olorosas, las resinas, flores y especias. Además vertían perfume en el agua del baño y se untaban el cuerpo con polvos y masas porque creían que gozar de los placeres sensuales ayudaba a ensanchar la conciencia y atraer la prosperidad y bienestar a todos los planos de la existencia. Los inciensos hindúes típicos incluían el sándalo, el vetiver, el cedro, el alcanfor, el cálamo aromático y todo un ramillete de aromas florales.

A diferencia de los hindúes, la actitud de los budistas hacia las fragancias en la religión, por lo menos al principio, recordaba la de los israelíes. Esto, a pesar de su descripción de la jornada a la vida después de la muerte como un pasaje a la montaña fragante. Con el paso del tiempo, ellos también cedieron a las delicias aromáticas.

Parece que los chinos y los japoneses siempre quemaban incienso en sus entierros y otras ceremonias religiosas. Sabían particularmente perfumar su ambiente, pero no su cuerpo. Los chinos perfeccionaron el arte del incienso en forma de palo, conocido a veces como pebete perfumado y podían saber la hora según el tamaño del palo que quedaba sin quemar. También fabricaron percheros para fumigar su indumentaria religiosa antes de ponérselo para las ceremonias.

Con la aparición de la porcelana fina en el siglo diez, los chinos crearon quemadores con un padrón complejo de agujeros que hizo que el humo formara figuras hipnóticas en el aire. Estos recipientes también podían quemar aromáticas a temperaturas muy altas.

Los asiáticos creían que toda fragancia poseía un uso medicinal, así que tal vez pueden considerarse los primeros aromaterapeutas en vez de los egipcios. Según su filosofía no había distinción entre los perfumes, el incienso, las hierbas, las especias y las drogas porque todos afectaban la mente, el cuerpo y el espíritu del ser humano.

### Un baño para la meditación

Aquí transcribo una fórmula que encontré para echar al agua de baño y un mini–rito que la acompaña para ayudarte (¡y a mí!) a relajarte y a alcanzar un estado que conduzca a la meditación.

Agita juntos en un frasco de una onza:

½ onza de aceite dulce de almendra
1 cucharadita de aceite de sándalo misore
1 cucharadita de aceite de rosa
½ cucharadita de aceite de mandarina
⅛ cucharadita de aceite de lavándula francesa

Pon a un lado. Ten cuidado en escoger un momento en que los niños, el/la esposo/a o la suegra no te van a molestar. Recuerda que la noche es buena consejera. Si es necesario desenchufa o apaga el timbre del teléfono. Dedica media hora para el baño y 15 minutos más para completar el rito fuera de la bañera.

Compra dos velas votivas azules. Si puedes conseguir velas perfumadas de sándalo, úsalas preferiblemente porque para este rito el aroma es más importante que el color de la vela. Coloca las velas en sus soportes votivos, enciéndelas y colócalas en ambos lados del grifo de la bañera.

Llena la bañera de agua caliente (entre 98° y 105°F.) y agrega un poco del aceite de baño al agua. Haz una almohada cómoda de una toalla, métete en la bañera (después de desnudarte, claro), acuéstate en el agua y goza de la sensualidad.

Deja que tu ojos se fijen de vez en cuando en las velas encendidas. Si se te ocurre algún problema que te está molestando actualmente, agárralo con la mente y húndelo bien en el agua. A veces una solución para tu problema se te ocurrirá mientras miras las velas. En ese caso agarra la posible solución con el ojo de tu mente y pégala a la vela. Sigue con tu próxima idea y repite el proceso.

Eventualmente no se te ocurrirán más ideas. Significa que tu mente y tu cuerpo se han relajado profundamente. Este estado sin pensamiento, libre del estrés, es tu meta con este baño. No puedes hacerte relajar por la fuerza; simplemente ocurre. Si no te sientes totalmente relajado dentro de 30 minutos, no te preocupes. Confía en el conocimiento de que las esencias en el agua de baño efectúan cambios sutiles en tu cuerpo, tus chakras y tu aura.

Cuando se acabe el tiempo, sal de la bañera. Antes de salir, destapa el desagüe. Mientras te secas, visualiza que tus problemas salen por el tubo de vaciado con el agua de baño. Unta tu loción hidratante favorita en tu piel, arregla todo y lleva a tu habitación, con cuidado, las velas encendidas. Escribe en un cuaderno las posibles soluciones para tus problemas que se te ocurrieron en la bañera. Si se te han olvidado algunas, busca inspiración mirando hacia las velas donde las pegaste. No te aflijas si aun no te acuerdas de todas. Las soluciones pueden reaparecer en un sueño. Vuelve a mirar tu cuaderno de soluciones de la bañera de vez en cuando. Te asombrarás de ver cuántas veces has podido encontrar los caminos correctos para resolver tus problemas.

Dale las gracias a la diosa por sus intuiciones y apaga las velas. A diferencia de muchos ritos y hechizos que requieren que emplees velas nuevas en cada ocasión, puedes seguir usando éstas hasta que se hayan agotado.

## La contribución árabe

Ninguna de las fragancias del mundo antiguo, de cualquier cultura, se asemejaban a las que usamos hoy porque los aceites portadores en los cuales se destilaban rápidamente se pusieron rancios con la ausencia de la refrigeración u otro modo de preservación. Además, por puro que fuera el aceite, en especial los florales, no olían a brotes frescos cuando se destilaron en aceite. Quedó para los árabes descubrir estos secretos de destilación por la alquimia.

Los seguidores de esta tradición creían que una chispa divina penetraba toda la materia y que la podían sacar si sometían las sustancias, incluso las botánicas, al calor intenso. Para alcanzar las metas, el filósofo y médico Avicenna (980–1037) usó alcohol como el medio para destilar las botánicas. Los derivados que olían semejante a la planta original llegaron a llamarse aceites esenciales.

Los científicos árabes escribieron sobre sus descubrimientos en libros sobre la química de los perfumes, la destilación y los farmacéuticos. También desarrollaron métodos más exactos de medir los ingredientes. Crearon esencias de aroma auténtico de ámbar gris, casia, canela, algalia, clavo, olíbano, jengibre, jazmín, la nuez moscada, rosa y sándalo. Había nacido la ciencia de perfumería. Aunque los avances de los árabes en este campo se perdieron durante las invasiones de los turcos y los mongoles, algunas copias de los textos quedaron escondidos en bibliotecas y monasterios europeos esperando el momento de su redescubrimiento.

## Europa se pone al día

Mientras tanto en Europa, aunque había retraso en la fabricación de fragancias, el arte no había desaparecido por completo. Los participantes en las Cruzadas de la Edad Media, al volver del este del Mediterráneo trajeron especias exóticas, madera y resinas consigo y algunos adoptaron la costumbre de los habitantes de esa región de bañarse frecuentemente. Los monjes, secuestrados en sus monasterios hacían el papel de computadoras humanas y coleccionaban, transcribían y traducían datos sobre todos los temas posibles incluso los aromas. De estos textos absorbían información sobre las propiedades medicinales de las botánicas, las cuales llamaban virtudes. En sus claustros plantaban jardines de hierbas que llenaban de botánicas cultivadas para la curación y el placer. Algunos de estos jardines existen aún.

Los aceites e inciensos para la unción continuaban a usarse en la iglesia católica durante las ceremonias y en las coronaciones de reyes. Flores simbólicas adornaban las pinturas religiosas y las tumbas. Por alguna razón misteriosa, la rosa no sufrió por su asociación con la Roma sibarítica y se convirtió en uno de los símbolos principales de la Iglesia.

Como en todas las otras formas de artes y ciencias, el Renacimiento galvanizó la industria de perfumes y los usos aromaterapéuticos de los aromas. Durante el siglo dieciséis los europeos viajaron a los extremos de la tierra, incluso a América, y volvieron con nuevas plantas de las cuales extraían nuevos aromas como la vainilla, la tubarosa, el copal e hibisco.

Los puertos de España, Portugal e Italia en el Mediterráneo, a causa de su posición geográfica con acceso al Nuevo Mundo, tomaron medidas para exigir que los materiales crudos de fragancias pasaran por sus dominios antes de distribuirse a los otros países. Aparecieron centros activos de perfumería en toda la región. Materiales animales, como el almizcle, el castóreo y el ámbar gris fueron refinados allí y algunas mezclas famosas de perfume fueron creadas que combinaron los nuevos ingredientes con las tradiciones marroquíes de perfumería. Sigue aquí una receta para *Portugal Essence*, que creó una manía en Europa. Lo encontré en un libro clásico del campo escrito en 1867 por G.W. Septimus Piesse llamado *The Art of Perfumery*.

1 galón espíritu refinado (60°)
8 onzas de aceite esencial de cáscara de naranja
2 onzas de aceite esencial de cidrada
1 onza de aceite esencial de bergamota
¼ onza de aceite esencial de attar de rosa
El espíritu hecho de uva produce la mayor calidad

Otra agua perfumada ganó su fama cuando la reina de Hungría del siglo catorce juró que la combinación de romero y lavándula, destilado en alcohol, la transformó de una anciana artrítica en una señorita lozana. Evidentemente la mezcla funcionó porque cuando tenía 72 años, el rey de Polonia pidió su mano para el matrimonio.

El centro de la industria europea de perfume durante el Renacimiento tendía a concentrarse en las ciudades-estados de Italia donde la familia Medici se hizo muy rica con el comercio de especias, resinas y otros productos de perfume. Sin embargo, en 1533 Catarina de Medici se trasladó a Francia y llevó a su maestro de perfumería consigo. Los franceses habían hecho alarde de una naciente industria de perfumes durante unos siglos y hasta requerían un período de entrenamiento para que un aprendiz ganara el título de maestro de perfumería. La gran migración italiana hizo florecer, por decirlo así, la industria de perfumería francesa.

El bañarse por razones de salud y belleza no era una costumbre muy arraigada en la cultura francesa porque ellos, junto con la mayoría de los europeos, creían que causaba resfriados, pestes y enfermedades venéreas. Tal vez seguían el dicho que dice, "No huele bien quien siempre huele bien". Pero por fin, el rey Enrique IV (1553–1610), que según sus contemporáneos olía a carroña, decidió hacer algo para endulzar el olor de su cuerpo (y probablemente su genio). Inició una manía de aromas que condujo a que la gente perfumara los guantes, las salas, las pelucas y los pañuelos.

Sin embargo, los franceses tenían mucho que aprender sobre la naturaleza del perfume, como revela un libro de 1580 sobre el tema. En una receta para un aceite "Fuente de la juventud", el autor recomienda que durante 40 días el perfumista le dé de comer a un cuervo joven nada más que huevos cocidos. Después debe matar al cuervo y destilar el cadáver con hojas de arrayán, talco y aceite de almendra. No es algo que fácilmente aceptaría un perfumista de hoy.

Por la misma época, un médico y alquimista suizo, Paracelso (1491–1541), conocido hoy como el padre de la homeopatía y la farmacología química, apenas terminados sus viajes por Europa y otros paraderos hacia el este, descubrió que las virtudes medievales de las plantas quedaban en su composición química y que podía concentrar sus cualidades medicinales al extraer su esencia.

La efectividad de ciertos inciensos contra las enfermedades fue reforzada cuando durante los años de la peste, los perfumistas y otros que trabajaban regularmente con los materiales de fragancias escaparon la destrucción de las enfermedades. Los médicos rápidamente adoptaron las fragancias para sus pacientes y cuando hacían sus visitas a los enfermos llevaban consigo un bastón con mango fabricado de un cráneo que estaba lleno de especias particulares para evitar la infección. Siglos más tarde fueron verificadas las propiedades antibacterianas y antisépticas de estas especias que incluían el clavo, el alcanfor y la canela.

Mary Stuart introdujo a Escocia los encantos perfumados y su hermana Elizabeth I hizo popular su empleo en la corte. En aquel entonces, las buenas señoras inglesas sólo se bañaban tres veces en toda la vida: al nacer, al casarse y al morir. Y tampoco se lavaba la ropa con mucha frecuencia. Para mitigar la hediondez de los cuerpos sucios y los cuartos mal ventilados, las hierbas y plantas odoríferas se esparcían por el suelo y se fumigaba la ropa con incienso. La infundían con tenaces perfumes de base animal. En la corte isabelina, se llevaban puestos como collares pequeñitos frascos de metal, adornados de joyas, llenos de esencias. Las damas regaron fragancias de estos frascos repartidores siguiendo su creencia que los aromas dulces espantaron la peste y otras enfermedades.

Cuartos de destilación se pusieron de moda. Esto no quiere decir las casuchas campestres en donde destilan alcohol ilegal para beber. El uso original de un cuarto de destilación fue mucho más gentil. En esos tiempos la mayoría de la población vivía lejos de los centros urbanos y tenían disponibles una variedad de flores, hierbas, árboles aromáticos, arbustos y otras plantas de las cuales se podían destilar las esencias de lavándula, rosa, manzanilla, romero y otros deleites. Los habitantes rurales endulzaban los cuartos, la ropa, los muebles y a sí mismos con mezclas odoríferas y se aprovechaban de los beneficios medicinales de las botánicas.

Una receta popular de la época para agua dulce consistía en hervir juntos la esencia de rosa de Damasco, granos de almizcle, azúcar y agua de rosas, dejando refrescarse la mezcla para añadir después tintura de benzoína y mejorana dulce.

El doctor H. Braunschweig, un médico que vivió en Estrasburgo en el siglo dieciséis, escribió un libro titulado *The Real Art of Distillation*, y describió 25 aceites esenciales con sus propiedades medicinales.

Ya para el siglo diecisiete, después de los años de la peste, la mayoría de los europeos quedaron convencidos de que la limpieza personal era buena idea y en 1679 se abrieron nuevamente los baños públicos, revivificando así la antigua costumbre romana.

El siglo dieciocho vio la aparición del hombre majo que se cuidaba con esmero. Se vestía esmeradamente y empapaba su cuerpo, cabello y ropa en perfume. En Francia, Luis XIV se consideró "el monarca más odorífero del mundo". Exigió que sus camisas se hirvieran durante 24 horas en agua perfumada con clavos, áloe, nuez moscada, estoraque, benzoína, rosa, azahar y almizcle.

Los franceses, con María Antonieta, madama Pompadour, y madama du Barry, siempre en el avant garde, fijaron nuevas tendencias en las fragancias que rehusaron el pesado aroma animal tales como la algalia o castóreo y prefirieron las florales ligeras como el jacinto, el muguete y la violeta. Su preferencia por las fragancias suaves y delicadas reflejaba el deseo de volver a una vida bucólica, menos complicada. La historia sabe repetirse y sentimientos semejantes volvieron a la superficie en los Estados Unidos en los 60s como parte de la filosofía y el estilo de vida del movimiento "hippy". Un distintivo de los 60s era la preferencia por los aromas de una nota como la rosa, el jazmín y el pachulí.

Entre 1500 y 1730 se descubrieron 114 aceites esenciales para la salud y la belleza, pero los avances del siglo diecinueve en la química hicieron posible la creación de sustancias milagrosas. El resultado fue que la medicina se separó de las botánicas y los aceites esenciales, y las esencias se relegaron a la categoría de perfumes.

## La esencia redescubierta (de nuevo) de la aromaterapia

No fue hasta los principios del siglo veinte que se reavivó el interés en las propiedades curativas de los aromas. Nuevamente un francés, el Dr. René-Maurice Gattefossé, saltó adelante para ganarse el título de Padre de la Aromaterapia Moderna. Su compatriota, el Dr. Jean Valnet, añadió credibilidad al campo con los métodos científicos que utilizó en sus investigaciones.

Una científica austríaca de la bioquímica, Marguerite Maury extendió el alcance del campo para incluir aceites para masajes para estimular los órganos internos y mejorar la circulación de la sangre. Micheline Arcier, que estudió con Valnet y Maury, convirtió la aromaterapia en un sistema holístico de cuidado médico. Los italianos pusieron su sello en la ciencia naciente por los experimentos de los psicólogos Renato Cayola y Giovanni Gatti que midieron los efectos de los aromas en el sistema nervioso central. Los japoneses también han entrado en el campo de la aromaterapia y emplean fragancia en los sitios de trabajo para mejorar la productividad.

Hoy en día, con la creación de tiendas de aromaterapia como The Body Shoppe, los aromas para la salud y el placer han vuelto a ser objeto de la atención general. Aun mi antepasado podría sorprenderse al saber que varios centros de aromaterapia han surgido en la ciudad de Taos, cerca del Pueblo donde ella vivía.

¿Por qué el renovado interés en los aromas? Es una de las preguntas importantes que me queda después de hacer las anotaciones sobre esta investigación. Espero que a Brianna Duncan le guste que los estudiantes hagan preguntas, pues de no, le pareceré una abusona pesada con todas las mías.

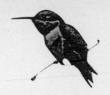

# Los secretos de los aromas

## El 15 de junio

¡Tarde como siempre! Entré resollando en Dunraven House por la puerta del taller, tomé un asiento en la parte de atrás del salón y pasé los próximos diez minutos tratando de no toser. Esta vez no se debía a mi falta de organización, te lo prometo. Un estudiante individual que seguía un curso sobre las escritoras contemporáneas latinoamericanas me apresó en la oficina y no paraba la boca hablándome de Laura Esquivel.

La maestra estaba de pie atrás de una mesa larga cubierta con una tela oscura. Me saludó con la cabeza, me alcanzó unos papeles y siguió hablando.

"...en los cuestionarios que ustedes completaron al matricularse en esta clase, indicaron las muchas razones por su interés en la aromaterapia", dijo. "Parece que algunos ya son yerbateros. Vienen de otras ramas del campo y están indignados con las actitudes intolerantes y los procedimientos agresivos que utilizan los médicos tradicionales. Están buscando un método más holístico y la aromaterapia sirve ese propósito perfectamente. Se dan cuenta de que muchas enfermedades tienen su origen en la mente y que los aromas afectan profundamente tanto el psique como el cuerpo físico. Tal vez han visto o experimentado personalmente algunos efectos secundarios peligrosos de las llamadas drogas milagrosas que se han fabricado con químicas en el laboratorio y ahora prefieren usar otro tipo de medicina que trata el sistema más sensiblemente.

"Otros, como tú, Ricardo…", pausó e indicó a un hombre grande de la primera fila que tenía las manos enormes y que, a primera vista, se veía más a gusto en un campo de fútbol americano que en un campo de flores. "A propósito, es un gusto volver a verte. Será la tercera clase mía que has cursado, ¿no?"

"Sí, Brianna, tienes razón", asintió, "y me han encantado todas".

Brianna Duncan se ruborizó sólo lo suficiente para llamar atención a sus pómulos altos y pelo rojo, el cual llevaba corto y derecho como para evitar problemas con rizos vagabundos. "Gracias por el testimonial, Ricardo. "Como decía", volvió a dirigirse a toda la clase, "otros como tú se han matriculado porque quieren armonizar mejor con los ritmos de la tierra por las vibraciones de los aromas".

"Es probable que se hayan cansado de la polución que los rodea. Con esto no quiero decir sólo el monóxido de carbono y las partículas sino también los rudos olores químicos que nos asaltan de todos lados, desde las sustancias para la limpieza casera y los desinfectantes hasta los desodorantes, productos para el cabello y perfumes baratos de la droguería. Tal vez añoran las delicias aromáticas de la niñez: el olor de galletas acabaditas de sacar del horno, el armario de sábanas de tu abuela con su olor de lavándula, los perfumes sencillos pero elegantes de nota única como la rosa, el toronjil y la manzanilla. La aromaterapia revela un tesoro notable de tales placeres."

Parecía dirigirse a mí cuando dijo, "Algunos de ustedes tal vez quieren trascender los usos físicos y psicológicos de los aromas para tratar de alcanzar el nivel espiritual que ofrece la aromaterapia. Y todos ustedes indican que quieren experimentar de modo directo y práctico la variedad increíble de posibilidades de rodearse con el poder delicado de los aromas que van de perfumes y sales de baño a popurríes, sacos perfumados, inciensos, vapores faciales y aceites para masajes".

Estudió la clase de 20 alumnos con sus ojos de azul chino. "Sí, son un grupo conocedor y han venido aquí a ampliar su repertorio. Voy a compartir con ustedes un jardín de delicias mágicas. ¡Ta-ta-rá!" Con eso sacó la tela que cubría la mesa para revelar una exposición de docenas de botellas morenas relucientes que esperaban abrirse para ofrecer sus ricos olores al mundo. Los susurros emocionados de los alumnos llenaron la sala.

Brianna extendió sus largos brazos sobre los artículos como una maga y noté que su collar chispeaba en la luz. Llevaba una Hebilla de Isis, antiguo símbolo egipcio del poder, fuerza y protección de la deidad madre. El collar se había fabricado de la piedra apropiada, en este caso, el jaspe rojo que simboliza la sangre de la diosa. Saltó mi corazón. ¡Sólo una ocultista llevaría tal símbolo! Mmm. La empecé a estudiar con más cuidado mientras discursaba.

Era alta y angular —medía tal vez cinco pies con 10 pulgadas— con un pelo rojo pálido. Cuando más, tendría tres o cuatro años más que yo. Una mujer práctica que hablaba con un leve acento escocés. Yo, en cambio, mido cinco pies, dos pulgadas de alta cuando acabo de levantarme por la mañana. Mi cara se ve algo como la luna llena, y mi cabello, largo, negro y rizado, aunque no está exactamente encrespado tengo que usar una cantidad de domadores de pelo —algunos como instrumentos de un sádico— para evitar que se desparrame sobre mi cara. Excepto por el hecho de que las dos tenemos ojos azules, ella sería mi contrario en el área física. Sin embargo, había algo en ella —¿o era el collar?— que me atraía como una abeja al miel o, si puedo aludir a mi antepasado, como un colibrí al néctar.

Brianna cambió de marcha. "Puesto que esta clase es más taller que conferencia, les recomiendo, cuandoquiera que tengan preguntas, que me interrumpan. Si tú tienes alguna duda, es probable que la mitad de la clase la tenga también."

La mujer a mi lado, que tenía la edad de universitaria y dos hoyuelos incontrolables, levantaba lentamente la mano. "Puede ser una pregunta tonta, pero mencionaste que los aromas nos afectan profundamente en los niveles físico, mental y emocional. No comprendo cómo ocurre eso."

"Es buena pregunta," aseguró Brianna a la alumna en su voz melodiosa. "Mucha gente no tiene idea de cómo funciona la nariz. Un órgano del tamaño aproximado de una moneda de cinco centavos, que se llama el bulbo olfatorio, está muy dentro de la cavidad nasal. Percibe los olores y transmite sus señales al cerebro. Los aromas se identifican por su estructura molecular. Por ejemplo, las moléculas de las fragancias bajo el microscopio se ven como discos con colas, y las mentas son pequeñas cuñas. Algunos olores son registrados por la corteza cerebral, pero las sustancias fragantes evitan esta área, donde se procesan las sensaciones como el oído y la visión, y vuelan zumbando directamente a la región límbica.

"El sistema límbico es muy viejo y se desarrolló mucho antes de que los seres humanos descubrieran las funciones como el análisis intelectual. Esta área del cerebro es responsable por las habilidades de nuestros antepasados para la caza. Les permitía escaparse de los predadores e identificar las enfermedades como la peste por su olor. El sistema límbico ha sido un factor muy importante en la supervivencia de los seres humanos.

"Claro, si nuestro sentido del olfato fuera tan agudo ahora como era durante aquellos tiempos nos volveríamos locos con las huestes de olores de la vida moderna que atacan nuestra nariz diariamente. Aunque no podemos olfatear tan eficazmente como en los tiempos primitivos, nuestra percepción de las fragancias sigue siendo inmediata y subconsciente porque las otras partes del cerebro no están involucradas.

"Los aromas, por eso, poseen la capacidad de afectarnos en niveles profundos y de ayudarnos a eliminar las propensiones emocionales, cerradas en el sistema límbico, que pueden llevar a la enfermedad e incomodidad. Los aromas introducen al cerebro automáticamente químicas favorables, como las endorfinas, que son las sustancias que hacen a los corredores y otros atletas sentirse medio achispados después de una sesión de entrenamiento.

"Otras químicas que estimulan las fragancias involucran las serotoninas, que ayudan a relajar y tienen efecto tranquilizador, y las encefalinas que alivian los dolores, hacen más lentos la respiración y el latido del corazón, además de ayudar con la digestión. Las feromonas estimulan el deseo sexual y la noradrenalina mantiene a la persona despierta y motivada. Los japoneses, muy trabajadores que son, se dan cuenta de los efectos físicos e introducen aromas estimulantes por tubos en los lugares de trabajo para que los empleados sigan con su enfoque en la creatividad y la producción.

"Puesto que los aromas afectan tanto las emociones como el cuerpo y la mente, pueden usarse para calmar a un niño agitado, crear un ambiente agradable para una cena festiva o para animar a un atleta a realizar su mayor actuación. ¿Quién sabe", y sus ojos reflejaban un futuro distante, "algún día grandes tazones de fragancias podrán, rutinariamente, aparecer en las mesas de reuniones donde los líderes mundiales buscan la paz".

Esto estaba suave de verdad pero yo necesitaba aclarar algo. Levanté la mano.

"¿Y tú eres…?", preguntó Brianna.

"Carolina da Silva. Y tengo unas dudas sobre la terminología. Te referiste a aromas, fragancias y aceites, pero no sé si hablas de aceites esenciales o perfumes ni cuál es la diferencia entre éstos."

"¿Cómo defines aceites esenciales?"

Veía que prefería enseñar utilizando el método socrático: haciendo una pregunta para contestar otra pregunta. Yo también uso este método y era raro estar en el otro lado. "¿No son aceites producidos por plantas con una estructura química muy compleja. Esta estructura los hace ideales para la curación, ¿no?", ofrecí.

"Tienes razón sobre la estructura química. Muchos aceites esenciales contienen más de 100 componentes y a los científicos les quedan muchos por descubrir. Las sustancias que fabrican las plantas no se mezclan fácilmente con agua pero tampoco son grasosas. Así que si dejas caer un par de gotas en una hoja de papel blanca, la esencia evaporará sin dejar huella. La prueba del residuo constituye una manera de determinar si un aceite es esencial o sintético, es decir, producido en el laboratorio. Un aceite sintético siempre dejará una mancha de grasa en el papel. ¿Sabes por qué las plantas hacen aceites esenciales?"

Consideré un momento. "Me supongo que producen los aceites que de un lado atraigan las abejas y otros insectos beneficiosos y al otro repelan los bichos que les hagan daño como los áfidos."

"Sí. Estos llamados subproductos de las botánicas también impermeabilizan las plantas (dado que el aceite y el agua no se mezclan) y a la medida en que evaporan, protegen la planta hasta cierto punto de los extremos de temperatura.

"Pero hay aun otros aspectos importantes de los aceites esenciales que los que hemos tocado. Los viejos alquimistas del Renacimiento, quienes pasaban la vida buscando la piedra filosofal, creían que los aceites esenciales contenían los secretos del elixir de la vida y que los aceites componían el alma de la planta. En realidad, los alquimistas no estaban muy equivocados en sus conclusiones. La ciencia ha comprobado que los aceites esenciales poseen energías medibles y que sus auras se han identificado con la fotografía Kirliana. Esto, junto con sus estructuras químicas complejas nos sugieren porqué hacen buenos agentes de curación para otro organismo complejo —el cuerpo humano— y porqué contribuyen un calor y un brío especiales a las mezclas de perfume."

Yo aún no lo tenía claro. "Los perfumes, entonces, ¿son mezclas de aceites esenciales puros?"

"A veces, sí, a veces, no. Hay ocasiones en que las mezclas se hacen de una combinación de sintéticos, y si tienes suerte, el perfumista añade unas gotas de esencias para completar la fórmula. Los perfumistas usan distintos sintéticos también, como las fragancias que tienen la función de reproducir los aromas naturales, y otros, como muchos perfumes de gran marca, que no tienen esa función."

Ella percibió mis dudas por mi mirada y sonrió. "Temo que este asunto se pone complicado muy pronto. Por eso les repartí un glosario de términos al principio de la clase."

Hojeé los papeles que me había entregado cuando entré. Las listas serán una buena adición a mi pequeño grimorio sobre la aromaterapia. Servirán de buenos apéndices.

"¿Por qué utilizan sintéticos los perfumistas si los aromas creados en el laboratorio no aportan el calor de los aceites esenciales?", insistía en saber.

"Es principalmente cuestión económica. Hay algunas otras razones, pero la razón final es el dinero. Es una lástima, porque a los sintéticos les falta vitalidad, y además, mucha gente tiene alergia a las químicas. Como siempre digo en mis clases cuando comenzamos a hacer experimentos, puede causar adicción trabajar con las esencias verdaderas, pero vale la pena el riesgo.

"Quiero que todos ustedes se coloquen alrededor de la mesa grande con los cuadernos y empezaremos a probar los ingredientes. De paso agarren una cantidad de palitos de algodón y etiquetas engomadas".

Los alumnos se pusieron de pie y comenzaron a caminar hacia la mesa llena de aceites.

"Para cada uno que hueles", nos aconsejó Brianna, "escribe una o dos palabras para describir el aroma de la fragancia para que la recuerdes. Los papeles que recibieron incluyen una lista de palabras descriptivas, pero no debes considerarla como definitiva. Si huele a un carro nuevo o a calcetines sucios, dilo".

Encontré la lista de palabras descriptivas sugeridas.
Decía:

## Descripciones de aromas

| | | |
|---|---|---|
| aceitoso | grasoso | a pescado |
| acídico | a hierba | picante |
| acre | a hojas | a pino |
| agrio | horneado | plástico |
| agudo | humoso | preciso |
| a almizcle | intenso | profundo |
| amargo | a jabón | puntiagudo |
| antiséptico | lechoso | quemado |
| aromático | a levadura | a queso |
| áspero | ligero | químico |
| astringente | a limón | a raíces |
| balsámico | limpio | rancio |
| a barniz | a madera | resinoso |
| blando | maduro | rico |
| caluroso | marítimo | seco |
| canela | medicinal | a semilla |
| ceroso | a melón | sensual |
| a cerveza | a menta | sofocante |
| cítrico | mentolado | suave |
| a cuero | metálico | superficial |
| distintivo | a miel | terroso |
| dulce | mohoso | vegetal |
| etéreo | muerto | vinagroso |
| floral | Musgoso | vinoso |
| fragante | a nuez | ninguna fragancia |
| gomoso | pastoso | |

Cuando volví a prestar atención, Brianna hablaba, "Se te ocurrirán ciertas impresiones hoy, pero las percepciones pueden cambiar tal vez mañana o la semana que viene o el próximo mes. Esto es porque tus reacciones a los aromas pueden diferir con el día del mes, la estación, el tiempo, el estado de tu salud o tu estado emocional. Que no se te olvide apuntar los cambios o pensamientos adicionales. También, porque estamos probando mucho ingredientes en cada sesión, los aromas pueden mezclarse en tu mente. Cuandoquiera que te sobrevenga la gran carga de aromas, toma un descanso, sal al patio y respira aire limpio.

"¿Listos para la acción? Elige una fragancia y huélela directamente del frasco. Te parecerá muy fuerte, pero es buena manera de entender la pujanza que caracteriza estas esencias.

"Después, pon un poco del contenido del frasco en el palito. Aplica un par de gotas a la superficie interior de tu antebrazo con el algodón y huele tu brazo cuando aún está húmedo. Espera a que se seque y huélelo otra vez. El aroma húmedo te muestra la primera impresión del aroma mientras el aroma seco indica cómo combina con tu química personal. Puedes llenar y pegar la etiqueta al palito mientras esperas que se seque el aroma.

"Coloca el palito con etiqueta en una bolsita de plástico para el uso futuro, y escribe el nombre del aroma junto al lugar en tu brazo donde lo aplicaste. La razón por la cual les voy a mandar a casa con muchos tatuajes es para que vean cuánto persiste cada fragancia y si sufre cambios con tu química personal. La durabilidad de un aroma depende, en parte, en su intensidad y la rapidez con que se evapora, pero tu química personal también tiene un papel importante. Recuerden, una de las metas de esta clase es fabricar perfumes para el placer además de para aplicar como remedios."

Todos nos echamos a trabajar y de pronto hubo nubes de aromas que salían de los frascos abiertos, envolviendo la sala en una pequeña bolsa, un cielo de fragancias. Brianna circulaba de un estudiante a otro, contestando preguntas, dando sugerencias y animándonos en general. Después de unos minutos se pasó a la pizarra para escribir una lista de palabras.

"Estas", nos dijo, "son otros puntos que deben incluir en las fichas de apuntes para las fragancias. Compra unas tarjetas de tres por cinco pulgadas y una cartera del mismo tamaño para que puedas guardar información sobre cada aroma que pruebes. Es posible poner los datos en una computadora pero es difícil referirse a la pantalla cuando estás mezclando los ingredientes. El mezclar es una actividad en que uno se ensucia y no quieres correr el riesgo de derramar los aceites u otros materiales en la computadora. Por eso te recomiendo las tarjetas".

Estudié la pizarra y escribí las categorías. Decían:

**Nombre de la fragancia:**_____

1. Nombre en latín, Nombres comunes. Clasificación familiar.

2. Origen. Historia. Asociaciones mitológicas.

3. Parte utilizada.

4. Marca comercial. Quimotipos.

5. Intensidad. Evaporación. Grado de Yin/Yang

6. Aroma.

7. Usos para el cuidado de la piel.

8. Usos medicinales.

9. Usos psicológicos.

10. Otros usos.

Brianna se alejó de la pizarra para mirar la lista. "Esta es mi sistema de 10 puntos para la clasificación y descripción de los aromas. Les voy a explicar las categorías.

"Pon como título en la ficha el nombre de la planta que te es más conocido. Muchas plantas tienen nombres distintos en otras regiones del país o en otros países de habla española. Por ejemplo, la aguavilla se llama uva ursi en otros lugares y el bálsamo de limón se llama en algunos lugares toronjil.

"El término que se coloca en el primer espacio en blanco es la denominación oficial en latín, así que no importa cuántos otros nombres puede tener la botánica, tiene por lo menos este nombre en común. Agrega una lista de otros nombres comunes porque pueden darte claves sobre la apariencia, los usos o la historia de la planta. Una alumna una vez me preguntó dónde podía encontrar *khus-khus*. Pensé que buscaba *couscous*, el plato africano hecho de trigo, vegetales y carne, y le mandé a la tienda de comestibles. Más tarde descubrí que *khus-khus* era otro nombre para vetiver. Esta gramínea huele a violetas mohosas y se usa mucho como fijador en la perfumería, y en la aromaterapia para aliviar la anorexia y el cansancio severo.

"Después del nombre común en la ficha viene la familia de fragancias con la que se relaciona la planta. Dejaremos la consideración de este asunto para la próxima clase.

"Dónde se cultiva la botánica es un dato importante porque la tierra diferente, el clima y las condiciones de cultivo producen plantas con fragancias y propiedades aromaterapéuticas ligeramente diferentes. Las lavándulas francesa, inglesa y española son tan distintas como lo son las tres culturas que las producen.

"El aprender algo sobre la historia de una botánica es fascinante porque descubres cómo la gente del mundo, por los años, ha percibido y utilizado el aroma. A veces encuentras datos útiles en el saber popular. Por ejemplo, en los tiempos antiguos, tanto el olíbano como la mirra se emplearon para parar las hemorragias uterinas y pulmonares, y también para tratar la sinusitis y las inflamaciones del seno. La mirra continúa a ser popular en la medicina herbolaria, pero el olíbano se ha dejado de utilizar excepto como ingrediente en otros inciensos. Si te das cuenta de que dos resinas producen los mismos efectos aromaterapéuticos puedes sustituir uno por otro."

Brianna se entusiasmaba con su tema. "En cuanto al saber popular que se desarrolla alrededor de algunas de estas fragancias, ¿ya sabías que al aceite de gardenia se atribuía en el pasado el poder de evitar que un amante te abandone? El aceite de geranio tenía fama de poder proteger contra los chismes maliciosos inventados por celosos e incluso devolvía los chismes sobre sus creadores. Se decía que el aceite de loto alargaba la vida, aumentaba la fertilidad y volvía loco de pasión a los hombres. Una forma antigua de Viagra™," se rió.

Una mujer de cierta edad que llevaba lentes enormes que le prestaban aire de búho, se enderezó del frasco que estaba destapando. "¿Qué es todo esto de las asociaciones mitológicas?"

Noté que Brianna se volvió tensa, pero respondió equilibradamente, "La mitología forma parte de la historia de los aromas. Muchas civilizaciones ofrecieron inciensos olorosos a sus dioses y cada aroma adquirió una asociación con una deidad. El conocimiento de cuáles formas divinas estas culturas antiguas enlazaron a una planta nos ayuda a comprender cómo la usaron en la curación. Nuestros antepasados sabían lo que hacían cuando estudiaron las interacciones entre las sustancias naturales y el cuerpo y la mente humanos. Podemos aprender mucho de ellos. El nerolí era sustancia sagrada para Hera, la esposa de Zeus, el heliotropo se atribuía a varios dioses del sol y en Haití, la vainilla todavía se asocia con las diosas del amor del Vudú".

"Diosas del amor del Vudú, ¡claro!", exclamó desdeñosa la mujer–búho, frunciendo la nariz sobre el frasco destapado que probaba.

"Lo que tienes es pachulí", dijo Brianna, cambiando fácilmente de tema. "Es uno de los aromas más tenaces que existe a causa de su tasa muy baja de evaporación. Tal vez lo reconoces como el aroma que usaban muchos 'hippies' durante la década de los 60s."

"¡Já!"

"Lo que no habrás entendido", su voz era suave, baja, como que cantaba, "es que en siglos pasados, la gente de la India, al exportar los chales, cobijas y paño a Inglaterra, usaba pachulí como antipolilla y para conservar los géneros contra los insectos en general. Llegó a ser el perfume favorito de la reina Victoria. El pachulí combinado con alcanfor le da el aroma distintivo a la tinta china".

"¡Já!" La mujer-búho dejó el frasco en la mesa y siguió con un frasco de aceite de abedul.

¿Saber popular? Puesto que llevaba la Hebilla de Isis, yo sospechaba que nuestra maestra usaba las fragancias para más que la aromaterapia. Hará trabajo ritual como yo.

Brianna siguió con la lista. "Si queríamos destilar nuestros propios aceites esenciales", dijo, "tenemos que saber qué parte de la planta debemos usar. Las flores no constituyen toda la materia botánica fragante. El aroma se puede extraer de los brotes no abiertos (como los clavos), las hojas, los palos, la cáscara de la fruta, la corteza, las raíces (como el cálamo aromático) o incluso de las exudaciones producidas por cortes en la madera, como con la miel de arce. El pino, la sangre de drago y el olíbano todos se cosechan así.

"El aromaterapéuta o perfumista serio también debe apuntar las marcas comerciales y quimotipos. Los fabricantes producen sus fragancias de varias maneras, y en la aromaterapia, es esencial saber si el aceite es una esencia verdadera o sintética porque las sintéticas pueden ser alergenos o aun tener efectos nocivos si se ingieren. Muchos fabricantes también usan quimotipos, que son aceites esenciales extraídos de botánicas que se han cultivado con rampollos en vez de con semillas. Los quimotipos a menudo proporcionan valores fragantes y aromaterapéuticos muy diferentes de la botánica original.

"Cuando se crea una mezcla para la fragancia es importante considerar qué interacciones tienen los varios aromas. Por esta razón", continuó Brianna, "tal vez quieres apuntar en tu ficha la intensidad de la fragancia, su tiempo de evaporación y dónde está en la escala yin/yang. No quieres que ningún elemento de tu mezcla inunde los otros ingredientes. Cada componente debe reforzar los otros y ayudar a la mezcla a mantenerse verdadera y estable. El perfumista trata de producir una mezcla sinergística, es decir, una fórmula que excederá la totalidad de sus partes individuales para crear un aroma único. Aunque hay listas ya existentes de intensidades y tiempos de evaporación, apreciarás mejor la naturaleza del aroma si haces experimentos y le asignas un número en tu escala personal de uno a 10 a cada mezcla que produces.

"Para la escala yin/yang puede ser necesario referirte a una de las obras clásicas de la aromaterapia, como *The Art of Aromatherapy* por Tisserand o *The Practice of Aromatherapy* por Valnet. Estos "originales", o por lo menos aromaterapeutas modernos, tomaron prestado un concepto de los chinos para clasificar todos los aromas según si son yin (femeninos, pasivos, blandos, etc.) o yang (masculinos, activos, duros, etc.).

"Por fin", completó Brianna la lista, "puedes apuntar el aroma y cómo se usa en el cuidado de la piel además de su uso medicinal".

"¿Qué son 'otros usos'?", quería saber la universitaria a mi lado, quien goteaba entusiasmada los aromas en todo su brazo durante las palabras de Brianna.

"Con eso quiero decir los usos espirituales de gran escala de la fragancia que excede las metas de esta clase," dijo vagamente Brianna. Me preguntaba que si se refería a los aromas mágicos, pero decidí que era mejor callarme —por lo menos en la clase—.

Brianna cambió hábilmente de tema. "Sé que tienen muchas ganas de aprender a mezclar pero no tenemos tiempo para empezar ese asunto en esta sesión. Sin embargo quiero que se queden con algunas ideas para probar durante la semana. Puesto que los aceites esenciales generalmente requieren dilución antes de aplicarlos en la piel, y desde que los aceites para masajes, por su naturaleza, ya contienen elementos diluentes, pasaremos unos minutos hablando sobre estos productos maravillosos.

"El masaje es uno de los regalos más notables que puedes darle a tu cuerpo. Ayuda a desintegrar y eliminar las toxinas, equilibrar los sistemas físicos del cuerpo y promueve la calma, la energía y la renovación de no sólo el cuerpo sino que de las emociones, la mente y el espíritu.

"Los aceites para masajes se hacen de aceites portadores que son aceites vegetales extraídos con presión en frío y que incluyen sus propias cualidades terapéuticas. Se usan para diluir o 'portar' los aceites esenciales. Al comprarlos, asegúrate de que lleven etiqueta que diga aceites extraídos en frío porque el calor destruye la mayoría del valor terapéutico. Una mezcla de aproximadamente 48 gotas de

esencia en cuatro onzas fluidas de aceite portador constituye una buena fórmula básica.

Los aceites portadores penetran el tejido corporal
muy profundamente y son absorbidos por completo
por el cuerpo dentro de dos horas. Mejoran la capacidad de la piel de absorber el líquido y también ayudan
a regular la temperatura del cuerpo. Sin embargo, puesto que por lo común no incluyen preservativos naturales, su durabilidad casi nunca se extiende a más de un
año, aun bajo refrigeración. Para aumentar su vida y
añadir vitaminas nutritivas para la piel, agrego a la fórmula básica una cucharadita de aceite de vitamina E y
media cucharadita de aceite de trigo germinado que son
preservativos naturales. La vitamina E no tiene olor, pero ten cuidado de no añadir demasiado aceite de trigo
germinado porque tiene un aroma fuerte.

"Muchos aceites pueden ser usados como portadores.
Esta hoja contiene una lista de los aceites portadores
más populares y sus propiedades. En general los aceites
portadores no tienen mucha fragancia." Al decir esto
repartió otra hoja de papel. Decía:

### Aceites portadores

**Aloe vera**— derivado de una planta del desierto, este
aceite aprieta la piel floja, estimula la circulación
de la sangre y cura las heridas de la piel, alergias,
psoriasis y eczema. Dado que es un líquido en vez
de un verdadero aceite, para hacerlo es mejor mo-
ler las hojas en otro aceite de base (como la semilla
de uva o de almendra dulce), remojar la mezcla y
pasarla por un filtro antes de usarla. No tienes que

ir al desierto para encontrar una planta de áloe vera; las florerías, centros jardineros y tiendas de descuento las tienen comúnmente.

**Almendra dulce**— aceite para masajes que se ha usado desde los tiempos romanos para embellecer la piel. Lleva un precio económico, es fácilmente disponible, es rico en proteínas y sirve para todo tipo de piel, especialmente la epidermis seca y sensible.

**Hueso de albaricoque**— acondicionador comestible de la piel, usado como almendra dulce en los cosméticos y los tónicos faciales. Cuesta un poco más, pero también es más nutritivo.

**Aguacate**— el aceite derivado de esta fruta es rico en vitaminas A, B1, B2, E y lecitina, y alimenta y reintegra la piel.

**Borraja**— fortalecedor y protector de las células de la piel. Hace buena base para la gente que vive con mucha contaminación ambiental, como ocurre en las ciudades grandes. Desafortunadamente, tiene una durabilidad limitada y tiene que guardarse bajo refrigeración.

**Zanahoria**— agente antiinflamatorio muy eficaz para tratar quemaduras y enfermedades de la piel. El aceite es levemente fotosintetizante (es decir, aumenta la susceptibilidad de la piel a los efectos de la radiación ultravioleta del sol), así que es mejor mezclarlo con aceite de almendra dulce o de albaricoque antes de usarlo.

**Manteca de cacao**— un emoliente que a temperaturas ambientales mantiene su estado sólido. Es un ingrediente popular para las cremas bronceadoras y emite una fragancia ligera de chocolate.

**Hierba del asno**— aunque este aceite es muy nutritivo para la piel, es caro y requiere almacenamiento refrigerado.

**Semilla de uva**— limpia y tonifica la piel grasosa. Desde que su precio es económico, últimamente ha llegado a ser popular como un aceite comercial para masajes. No tiene aroma ni es pegajoso y deja la piel muy lisa.

**Avellana**— aceite con fragancia de nuez que se usa mucho en los productos comerciales para el cuidado de la piel como lápices labiales, cremas y lociones porque ayuda a curar la piel que ha sufrido daño. Es levemente astringente así que combina bien con la piel grasosa. También estimula los músculos.

**Jojoba**— un producto caro extraído de la fruta de una planta desértica de unos diez pies de altura. Pero vale todo lo que cuesta. Combate las infecciones epidérmicas y alarga la vida del bronceado. Jojoba es un ingrediente popular para el champú y acondicionadores de pelo porque, entre otras razones, tiene fama de retrasar la calvicie. Su durabilidad larga en el almacenamiento lo hace un excelente diluyente para la perfumería.

**Oliva—** desinfectante, curador de heridas y emoliente; sin embargo, algunos no soportan su olor fuerte. Este aceite calienta y calma el cuerpo y es útil en casos de reumatismo.

**Colza—** aceite ligero, sin aroma también llamado aceite canadiense, semilla de naba o *canola*. Penetra fácilmente la piel y tiene una larga durabilidad. Esta botánica se cultiva como producto comercial en toda Inglaterra. No hay nada más bello que un campo asoleado y amarillo de nabas en flor.

**Rosa musceta—** aceite rico en enlaces no saturados extraído del escaramujo chileno constituye un excelente emoliente y un renovador de tejidos sobresaliente. Es muy útil para tratar el eczema o la piel dañada, quemada o avejentada. Rejuvenece con seguridad pero es difícil de encontrar.

**Sésamo—** protege contra la radiación dañina del sol. Ten cuidado y compra el tipo extraído a presión en frío que contiene los antioxidantes.

**Girasol—** aceite ligeramente aromático, relleno de vitaminas A, B, D y E, que ayuda a controlar el metabolismo y el nivel de colesterol. Se puede usar efectivamente en todos los tipos de piel.

**Trigo germinado—** antioxidante comestible con grandes cantidades de vitaminas E, A, D y lecitina. Mejora los sistemas linfático y muscular, y es un emoliente básico para la piel envejecida. Se añaden unas gotas a los aceites para masajes para fortificarlos.

Brianna resumió, "Aquí tienen unas ideas para que jueguen. Añade aceites esenciales en cualquier combinación de hasta 48 gotas por cuatro onzas fluidas de aceite de base y pide a tu compañero que te dé un masaje, o dale tú a él (o a ella) un masaje. Si no tienes compañero actualmente, arregla un masaje profesional y dale el aceite al terapéutico para que lo use en tu sesión.

"Aquí tienen algunas maneras de utilizar los aceites para masajes para propósitos diferentes, como la relajación, estimulación y el alivio de los dolores de los músculos, etc. La intención se encuentra en primera posición seguida de los nombres de varios aceites que ayudan a producir el efecto deseado. Combina cualquier número de aceites de un grupo según tu preferencia —hasta 48 gotas en total—. Así empezarás a aprender algo sobre cómo mezclar".

**Combinaciones sugeridas para los aceites para masajes**

**Tónica/estimulante**— bergamota, olíbano, jengibre, enebro, mirra, limón, pomelo, nuez moscada, poleo, pimienta, menta, rosa, salvia, tomillo, ylang-ylang.

**Analgésico**— laurel, abedul, alcanfor, manzanilla, clavo, cilantro, eucalipto, geranio, lavándula, muérdago, pino, geranio de rosa.

**Relajante/calmativo**— manzanilla, abeto siberiano, lavándula, mejorana, melisa, mimosa, nerolí, naranja, petitgrain.

**Digestión (para frotar en el estómago)**— albahaca, cayeputi, cardamomo, centaura, ciprés, hinojo, jengibre, enebro, mirra, menta, albahaca, estragón, tomillo.

**Ayuda a la respiración (para frotar en el pecho)**— bergamota, alcanfor, tusilago, ciprés, eucalipto, hinojo, hisopo, lavándula, poleo, sándalo.

**Estímulo sexual**— cedro, cisto, salvia silvestre, geranio, jazmín, menta, sándalo, vetiver.

Al final de la sesión esperé a que se fueran los alumnos con preguntas y me acerqué a ella.

"Espero que no se haya irritado conmigo y mis preguntas molestas. Me he entusiasmado mucho con este tema", dije.

Sonrió tiernamente como antes. "Me gustan tus preguntas. Me ayudaron a tomar el camino que quería tomar".

Comenzó a juntar los aceites, colocándolos en unas cajas. Ofrecí ayudarle.

"Muchas gracias. Sólo tengo que dejar las cajas debajo de la mesa y los dueños de la tienda las cuidarán hasta la semana que viene. Tengo la impresión de que has trabajado con los aceites antes".

"Sí", contesté lentamente, "pero no precisamente en el campo de la aromaterapia. Ya, ésta es la última caja. Noté que llevas una Hebilla de Isis", le dije sin ponerme de pie.

"Tienes razón. ¿Te interesa la arqueología egipcia también?" Me miró los ojos fijamente.

"Sólo de una manera limitada. Proviene de mi interés en otro campo. Soy profesora de español en Gold

Mountain College. La Hebilla de Isis es un símbolo muy poderoso.

"Sí, lo sé." Vaciló y parecía evaluarme. Luego dijo, "La llevo como afirmación de mi fe".

Me puse de pie y sacudí de mi ropa el polvo de las cajas. "¿Quieres ir a tomar un café? Aún está abierto el Trident Café."

"Me parece muy bien. Me encanta su chai, y siempre tengo una sed brutal después de dar tres horas de clase."

"Te comprendo. En el camino te diré cómo uso los aceites. Todo comenzó cuando asistía a la universidad en Nueva Inglaterra y un día pasé por esta tiendita…".

Y así es como nos conocimos Brianna Duncan y yo. Ella viene de una parte del mundo muy distinta y, como había de descubrir, ha completado sólo el diploma secundario. Es una madre divorciada con dos hijos pequeños mientras yo todavía no he encontrado el gran amor de mi vida. Pero compartimos una pasión tórrida por el ocultismo y nos estamos haciendo amigas del alma. Como dice el antiguo proverbio latino, "Tu mejor amigo es un espejo". Lo que reflejamos la una en la otra son nuestras aspiraciones máximas.

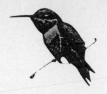

# Lleva una vida aromática

### El 17 de junio

Pasé la semana corriendo por todos lados. Mis estudiantes son muy listos y me siguen desafiando, pero ha habido un par de problemas —los cuales no voy a detallar aquí porque llenarían otro tomo—. Compré algunos utensilios y algunos aceites para mezclar mis propias recetas para la aromaterapia. Usé dinero que no tengo porque la mudanza a Boulder me costó un montón. Me imagino que si puedo darme el gusto de una máquina para preparar el café exprés, (modelo de lujo que me convencí que era indispensable para quedarme despierta para corregir las composiciones estudiantiles por la noche porque tiene un reloj digital), también puedo permitirme la compra de unos aceites esenciales para asegurar mi salud y bienestar.

En realidad los utensilios no tienen que costarte un dineral, si usas tu juicio. Encontré un par de tazones para mezclar, unas tazas y cucharas para la medición y una cuchara para la agitación en la tienda del Ejército de Salvación. Incluso allí desenterré un viejo embudo de vidrio para trasladar las botánicas a los tarros. Compré un par de embudos chiquitos en la tienda Dunraven House, y una docena de goteros de vidrio en la farmacia. El costo total era menos de US$20. No se puede utilizar los utensilios de la cocina porque no has de contaminar la comida con sustancias aromáticas ni los aceites con comida, especialmente si usas sintéticos como yo hago a veces.

La controversia sobre los sintéticos y los aceites esenciales naturales es un asunto de desacuerdo entre Brianna y yo. Ella insiste en usar sólo las esencias puras para sus perfumes y curaciones aromaterapéuticas, lo cual hace costosa la colección de aceites para mezclar. Francamente, en cuanto a la mayoría de la magia no he visto mucha diferencia entre la eficacia de los aceites esenciales y la de los sintéticos. He pensado en recurrir a mi antepasado para saber su opinión sobre el tema, pero no la he visto nada desde la noche en que soñé con ella. Es más, no tengo idea de cómo encontrarla.

Aún no he acumulado frascos y tarros para almacenar, pero sé que la farmacia vende frascos de una onza, color de ámbar, que son los mejores para guardar los aceites. El color oscuro evita que entre la luz y que desestabilice los aceites.

Hay ocasiones en que compro extractos de hierbas en la tienda de comestibles orgánicos para tratar cualquier cosa desde el insomnio hasta las calambres menstruales y se venden en el mismo tipo de botellita. Al terminar un frasco, lo remojo en agua caliente con detergente para aflojar la etiqueta, luego lo paso por el lavaplatos para esterilizarlo y ¡puf! tengo un frasco, como nuevo, color de ámbar, reciclado y con su propio gotero.

Para los tarros de un galón para almacenar las botánicas, inciensos, polvos y sales de baño, visitaré uno de los restaurantes locales de cadena nacional, preferiblemente el tipo que sirve jalapeños o encurtidos. La mayoría de los restaurantes compran sus aderezos y aliños como la mayonesa en tarros de plástico que no sirven para guardar botánicas y productos aromáticos porque el plástico con el tiempo se mezcla con el contenido. Pero los productos acídicos, como los encurtidos y pimientos se empacan en tarros de vidrio, que no se decaen de la misma manera. También me quedo con los tarros de miel que encuentre. Voy a la puerta de la cocina, sonrío lo más posible, y me iré con media docena de tarros con sus tapas. Les convenceré a los trabajadores de la cocina que guarden todos los tarros de vidrio para que yo pueda ir a buscarlos cada semana. Los paso por el lavaplatos y estarán listos para el uso.

Inmediatamente en la segunda clase, Ricardo proclamó que le costaba mucho trabajo describir y combinar los aromas. Cree que mientras algunos no pueden percibir los colores, otros hay que no distinguen aromas.

Brianna le aseguró que aunque el sentido del olfato de algunos hombres es menos agudo que el de la mayoría de las mujeres, los perfumistas maestros han sido principalmente hombres. Indicó que en la clase anterior no aprendimos mucho sobre los métodos de mezclar y que eso sería el tema de esta sesión. Si Ricardo, por acaso, tenía una deficiencia en su percepción de aromas, le sugirió la siguiente prueba para hacer en casa.

## Prueba de aromas a base del vinagre

Brianna le dijo a Ricardo que pidiera a su novia que rellenara tres frascos limpios de cuatro onzas con agua destilada, y un cuarto frasco idéntico con vinagre blanco. Después debía marcar el frasco de vinagre de algún modo secreto. Ricardo debía oler cada frasco hasta identificar el que llevaba el vinagre. A menos que su olfato estuviera totalmente inútil, debía poder hacerlo sin problema. Con Ricardo fuera del cuarto el próximo paso era cortar el vinagre hasta que fuera sólo 50 por ciento vinagre. Vuelve a tratar de identificar el frasco con el vinagre diluido. Siguen haciendo la prueba, diluyendo el vinagre cada vez con la mitad agua. El número medio de diluciones antes de fallar es entre nueve y 12, así que uno puede saber si tiene o no un sentido del olfato normal o si es más o menos agudo. Si pasa la prueba sabrá que lo que hace falta es una técnica de mezclar más adecuada.

## La armonía de los aromas

Brianna puso un CD de la encantadora "Elegía en mi bemol menor" de Rachmaninov para subrayar la idea de que debemos pensar en la mezcla de los aceites de la misma manera en que un compositor inicia la creación de una obra maestra. Las notas son las fragancias y algunas representan los trinos efímeros pero distintivos, llamadas notas altas. Atraen la atención a la parte principal de la composición y luego se evaporan rápidamente. Otros aromas constituyen las notas medias o sea la melodía, la sustancia de la mezcla, su tema básico. Algunos aromas marcan el compás, es decir, ayudan a mantener la cohesión de la mezcla. Estas fragancias de perfil bajo, que se llaman notas de base, aumentan la melodía y las notas altas. Brianna pronto nos informó que no había inventado esta analogía entre la música y la perfumería; era la creación de unos perfumistas de la antigüedad. Los peritos del campo, como Séptimo Piesse, orquestaron armonías, acordes, escalas y sinfonías enteras de las combinaciones de aromas.

"Para crear mezclas sofisticadas, además de considerar las propiedades aromaterapéuticas que mencionamos la semana pasada", dijo Brianna, "tenemos que comprender a qué familias de fragancias pertenece cada aroma y cuáles se combinan armoniosamente".

"Después de todo", bromeó, "Salma Hayek hace mejor pareja con Antonio Banderas que con Cantinflas.

Brianna explicó que aunque los perfumistas y los aromaterapeutas discuten sobre el número de familias de fragancias que debe haber, y sobre cuáles de los aromas pertenecen a qué categoría, la visión general es la siguiente.

## Las familias de fragancias
### Florales
Las florales son dulces y a veces embriagadoras. Combinan bien con las fragancias de todas las otras categorías. Es difícil producir cantidades copiosas de aceites de muchas de las florales y a consecuencia frecuentemente están

entre las esencias más caras. Es por esto que en la perfumería, los sintéticos se usan con frecuencia con un ahorro económico notable. Los ejemplos incluyen la violeta, gardenia y lirio del valle.

## Cítricos

Los aceites cítricos son generalmente económicos cuando se colección por la presión, es decir, prensando la cáscara para extraer el aceite. Estas fragancias usualmente constituyen las notas altas, que quiere decir que son volátiles. Combinan bien con florales, mentas, hierbas, especias y la fruta. Un ejemplo es el limón.

## Frutales

Estas dulces y maduras notas altas se deben mezclar en cantidades pequeñas con florales, cítricos, especias, maderas y mentas. Las fragancias frutales, como el durazno y la fresa frecuentemente les gustan a los niños y adolescentes. Los aromas con sabor de frutas son casi siempre sintéticos.

## Verdes

Los aromas mentolados vivificantes inspiran, aportan energía y refrescan. Los verdes combinan bien con los cítricos, florales y especias. Es por esto que hacen fórmulas alegres y navideñas. Cuando piensas en verde, piensa en el abeto siberiano, eucalipto y menta verde.

## Hierbas

Las fragancias estimulantes de hierbas recuerdan un jardín de helechos o el jardín medicinal y culinario de un monasterio medieval. Los aromas son acres y levemente amargos y combinan bien con flores, frutas y resinas. El helecho, la salvia y el romero representan esta categoría.

### Gramíneas

Los aromas suaves, frágiles, delicadamente dulces, secos, semejantes al heno pertenecen a esta categoría. Añaden una nota armoniosa a los aromas frutales, hierbas y florales. El trébol, la reina de los prados y la copaiba se incluyen aquí.

### Especias

Los aromas calurosos, profundos, emocionantes y finos se clasifican aquí. Sus "sabores" agridulces agregan una mordacidad a las resinas, las maderas, las raíces y los florales. Los aceites esenciales de la pimienta negra, la canela y el clavo junto con el clavel sintético calentarán aquellas fórmulas.

### Animales

¿Quién diría que algunos aromas animales se considerarían agradables, mucho menos que llegarían a ser ingredientes sensuales en mezclas de perfumes? Muchas fragancias animales, como la algalia, el almizcle y el ámbar gris, huelen increíblemente horrible en el campo, pero al diluirse muchos miles de veces, se vuelven embriagadores, narcotizantes o naturales. Los aromas animales tenaces se usan como fijadores para endulzar, intensificar y armonizar las mezclas compuestas de flores, especias, resinas y maderas.

### Resinosos

Estos aromas se usan principalmente como fijadores. Frecuentemente desaparecen en el fondo como notas de base bajas, secas y dulces, pero asumen un papel prominente en la activación de los otros aromas de una mezcla. La mirra, el olíbano y la benzoína se han usado desde hace mucho tiempo como fijadores resinosos. El copal y el bálsamo del Perú representan fijadores del Nuevo Mundo.

## Madera

Los aromas musgosos, terrenales, a veces levemente verdes de las maderas a menudo les gustan a los hombres. Combinan bien con los florales, los aromas animales y las resinas. El liquen de roble y el vetiver representan un tipo seco y mohoso de aroma a madera, mientras que el sándalo, una madera calurosa, indica otro tipo, y el pino, una madera rica y resinosa, ejemplifica aun otro tipo.

Aunque más de 4.000 materiales de fragancia pueden mezclarse, Brianna nos aseguró que aun los perfumistas y aromaterapeutas más experimentados sólo conocen la décima parte de este número. Para la mayoría de los aficionados les sería muy difícil identificar 400 aceites, mucho menos conocerlos a fondo. Para la mayoría de la gente, tal colección no sería práctica económicamente, sin mencionar la dificultad de encontrar tantos aceites diferentes. Brianna sugiere que si nosotros, principiantes en la aromaterapia, podemos aprender a mezclar unos 50 aceites con facilidad, debemos estar orgullosos de nuestra pericia. Con 50 aceites, dice, podemos crear casi cualquier producto de fragancias o de aromaterapia.

Nos aconsejó que comenzáramos a experimentar esa noche usando sólo dos o tres aromas en cada mezcla, teniendo cuidado de incluir una nota alta, otra media y otra baja. Nuestra meta, nos recordó, es tratar de crear una armoniosa fragancia.

"Empieza con combinar varias gotas de aceites en estos frascos de una dracma", dijo. "Y no se les olvide escribir el número exacto de gotas de cada esencia que utilizas para cada combinación. Puedes creer que te acordarás mañana lo que hiciste hoy, pero la fórmula se te irá de la mente tan rápido como la fragancia de aceite de eucalipto si no escribes cada detalle".

Si por acaso necesitábamos algunos modelos, Brianna nos dio unas fórmulas infalibles con propósitos específicos. Unas gotas de las siguientes combinaciones se pueden usar en difusores, aceites para masajes, lámparas de aromas, compresas, baños y se pueden añadir a bases de sachet o también frotar en el cuerpo. Casi todas las recetas suman a 48 gotas o, más o menos, ⅔ de un frasquito de una dracma.

### Hogar feliz

Trae la paz, felicidad y tranquilidad al escenario doméstico: 21 gotas de brezo común, 12 gotas de trébol, seis gotas de margarita, seis gotas de linalol, tres gotas de melisa.

### Aliviador de la artritis

Usa esto exclusivamente para el masaje y agrégalo al aceite de olivo como portador: 24 gotas de alcanfor, 12 gotas de enebro, seis gotas de tomillo, seis gotas de cayeputi.

### Fin del hipo

Ahuyenta esta irritación con la siguiente fórmula para inhalador: 12 gotas de esencia de cada uno —albahaca, eneldo, hinojo y estragón—.

### Pecho limpio y cabeza aclarada

Alivia los síntomas de un resfriado fuerte. No lo uses si estás embarazada: 12 gotas de eucalipto, 9 gotas de pino, seis gotas de ciprés, seis gotas de bergamota, seis gotas de hinojo, seis gotas de tomillo, tres gotas de poleo.

### Quítate, dolor de cabeza

Frota en las sienes y en la base de la nuca: seis gotas de albahaca, 12 gotas de lavándula, tres gotas de menta, tres gotas de mejorana, seis gotas de salvia silvestre, seis gotas de limón, tres gotas de jengibre, seis gotas de manzanilla, tres gotas de ylang-ylang.

### El energizador (sin el conejito)

Te anima cuando te sientes fatigado: 15 gotas de romero, seis gotas de melisa, seis gotas de clavo, tres gotas de canela, tres gotas de nuez moscada, seis gotas de geranio, tres gotas de limón.

### Tonificante para músculos

¿Sientes que estás de mala forma? Nada es mejor que el ejercicio y una dieta razonable, pero dicen que esta fórmula tonificante quita la celulitis. *No* has de ingerirlo: seis gotas de árnica, tres gotas de enebro, tres gotas de romero, 12 gotas de manzana, 12 gotas de uva, seis gotas de hinojo, tres gotas de cola de caballo, tres gotas de hiedra.

### Atracción sexual

Ahora que estás en buena forma, ¿qué te parece poder atraer a la persona correcta del sexo opuesto? Con esta receta necesitas agitar la botellita cada vez que lo usas para redistribuir los cristales: 24 gotas de jasmín, seis gotas de algalia, seis gotas de pimienta de Jamaica, 12 gotas de almizcle, una pizca de cristales de ambarcillo, una pizca de cristales de rosa.

## Llevando las fragancias

Pasamos las dos horas siguientes mezclando ingredientes y estábamos tan fascinados que el tiempo pasó en un dos por tres. Hacia el fin de la sesión, habló Brianna.

"Ya han aprendido a usar fragancias para fines aromaterapéuticos, pero quisiera decir dos palabras sobre su uso como perfumes. No importa lo maravilloso que es tu mezcla, si quieres hacer buena impresión tienes que saber qué tipo de persona lo va a usar y exactamente cómo aplicarlo.

"La manera en que una fragancia reacciona con tu piel depende de muchos factores como el clima, la estación del año, la edad, la dieta y el tipo de piel que tienes. Los aromas más fuertes reaccionan mejor en los climas secos y las fragancias más suaves son mejores para el clima húmedo. Los perfumes más pesados son más agradables en el invierno y los más ligeros en el verano. La piel grasosa absorbe más fragancia más rápidamente y la piel seca exige una aplicación más generosa. Generalmente, cuanto más morena que tienes la piel, tanto más fragancia puedes tolerar.

"Los niños a menudo prefieren las combinaciones frutales o con especias, mientras la gente madura tiende a querer perfumes más ricos, con bases animales, tal vez porque son más fáciles de detectar. Los florales y los cítricos o las gramíneas pueden interesar a las mujeres, mientras muchos hombres sienten una atracción a las maderas, cortezas, raíces, musgos y resinas.

"Claro que hay excepciones y mucho depende del estado emocional de una persona o de sus experiencias pasadas. El punto del ciclo menstrual de una mujer y las condiciones físicas y psicológicas tanto de las mujeres como de los hombres pueden influir en sus preferencias. Por ejemplo, una vez llevaba puesto un perfume damasco hermoso al trabajo. Esperaba en la línea de la copiadora cuando una colega vino a pararse atrás de mi. De repente se volvió agitada y gritó, '¿Qué es ese olor terrible? Me recuerda algo de cuando yo era chica, pero no sé qué'. No tenía idea del olor que le disgustaba y no se daba cuenta de que el olor venía de mi. Habrá tenido una mala experiencia en que unas rosas estaban en el fondo. Igual que en el caso de las tuberosas que en una época eran muy deseadas por su increíble olor dulce. Después se utilizaron tanto en los funerales que vinieron a asociarse con la muerte.

"No importa qué aroma escojas, te dará más satisfacción si lo aplicas a tu cuerpo en capas. Esto quiere decir que debes usar la misma fragancia en el baño como loción, como perfume, como agua de colonia, como polvo, como aceite para masajes, etc. No quieres robarle la fuerza a esa mezcla perfecta combinándola con fragancias incompatibles."

## Combinaciones mágicas

Me he divertido aprendiendo a mezclar aceites en la clase de Brianna porque aunque lo he hecho como parte de mis estudios de Wicca, nunca los había creado para la aromaterapia. A causa de mi asociación con Wicca, he desarrollado fórmulas para aumentar mis capacidades psíquicas. Muchas practicantes de Wicca creen que podemos usar los cinco sentidos de manera que aparezca un sexto sentido que es la magia. Haciendo magia con los aromas quiere decir que tratamos de aprender los efectos de las fragancias y de usar estos conocimientos para comprendernos y para comprender a los otros para ayudar a crear cambios de conciencia de acuerdo con la voluntad.

Por ejemplo, he aprendido más o menos bien la cristalomancia y cuando no tengo a la mano mi cristal, utilizo una olla negra llena de agua. Así se hace.

Busca en las tiendas dos velas color de violeta y con aroma de glicina. Son casi imposibles de encontrar en esta combinación, así que puedes conseguir el aroma de glicina en velas de cualquier color o puedes usar velas color de violeta y frotarlas con el aroma de glicina.

Haz esta adivinación de noche en un cuarto oscuro para que sólo la luz de la vela caiga en el agua. Te hace falta una olla negra llena de agua, o destilada o recien sacada de una fuente, las velas, dos candeleros, un quemador de incienso o incensario, un pedazo de carbón de leña que se enciende con rapidez y fósforos.

Prepara con antelación incienso Visionario y aceite de untar Sibila. A continuación va la fórmula.

**Incienso visionario**— un cuarto de taza de granos de mirra, ½ cucharadita de granos de canela, ¼ de cucharadita de tomillo, pizcas de artemisa, verbena y reina de los prados, 1 cucharadita de aceite de loto, ½ cucharadita de aceite de ámbar gris, ¼ de cucharadita de aceite de ládano.

**Aceite sibila—** ½ dracma de glicina, ⅛ de dracma de violeta, ¼ de dracma de ámbar gris, ⅛ de dracma de lirio del valle.

Pon las velas en los candeleros en el piso delante de ti, enciéndelas y coloca la olla negra llena de agua entre las dos velas.

Enciende un pedazo de carbón que se enciende con rapidez (disponibles en las tiendas católicas o las de utensilios metafísicos), déjalo caer dentro del incensario y ponlo al lado izquierdo de donde estás sentado. Mira el carbón mientras chisporrotea y cuando ha terminado puedes ponerle con una cuchara cantidades pequeñas del incienso cuando sea conveniente. El carbón se mantiene encendido durante aproximadamente media hora.

Retarda la respiración inhalando durante cuatro segundos, esperando dos segundos y exhalando cuatro segundos. Pronto estarás respirando profunda y fácilmente. Si sientes que tu atención se desvaría, vuelve a concentrarte en la respiración.

Enfoca en el espacio en tu frente entre las dos cejas que se llama el tercer ojo, y úntalo con el aceite sibila. Di la siguiente oración en voz alta:

> Hécate, bruja sabia, tú que sabes todo lo que ha habido y todo lo que habrá. Ayuda a abrir mi mente al Más Alto para que pueda aprender del pasado, comprender los efectos de las mareas cósmicas sobre el presente y adivinar las formas del futuro.

Mira fijamente al agua y permite que las imágenes fluyan al ojo de tu mente. Ten a la mano un cuaderno y bolígrafo o una grabadora de cintas para que cuando termines una sesión puedas escribir o grabar todo antes de que se te olvide. No "vislumbres" (es decir, no mires fijamente en el agua) por más de 30 minutos y no se te olvide darle las gracias a Hécate por su perspicacia antes de apagar las velas.

## El 19 de junio

*Vete al monte algún buen día*
*que Dios da de balde su perfumería*

¡Brrrrín! ¡Brrrrín! ¡Zas! ¡Zas!

"¡Está bien, ya voy! ¡Ya voy!".

Me puse rápidamente la bata y salí tropezando de la habitación y me dirigí hacia la puerta de entrada. De paso por la cocina miré de reojo al reloj en la máquina de café exprés. Las 7:00 de la mañana. ¡Santa Cruz! Abrí la puerta con la cadena puesta y miré por la rendija. Cerré de inmediato la puerta para desenganchar la cadena y volví a abrir.

"Angela, hermana. ¿Qué haces aquí a esta hora perversa? ¿Te apetece un café exprés?".

"¡Algunas tenemos que ir a clase temprano todos los días!" Me siguió a la cocina, cara rojiza, pelo rubio que rodeaba su cabeza como un halo.

Me pregunté vagamente qué mosca le habrá picado ahora. Traté de encontrar el botón de la máquina de café. La mañana no es mi especialidad. Menos cuando tengo que abandonar un sueño muy agradable que involucraba un hombre cuya cara ahora se me escapa.

"Algunas teníamos que conducir una sesión de repaso para nuestros estudiantes que duró casi hasta la madrugada", le dije. "¡Y no tenemos que dar clase hasta las 10:00!"

Yo podía quejarme también, especialmente a estas horas.

"Ah, eso lo explica todo." Angela se dejó caer en una silla.

"¿Qué es lo que explica?"

"Bueno, tal vez no debo decir 'explica'".

Puse las tacitas humeantes en sus platillos en la mesa y me dejé caer en una silla frente a mi hermana. "Entonces, debes decir lo que quieres decir".

Se lo dije por puro gusto. Sé que no debo sacarle pica a Angela cuando ya está de mal humor. Me miraba con esos ojos profundos, tan oscuros que casi eran negros. Y —mal agüero— estaban fulgurantes.

Dijo, "Quiero decir que comprendo que ésa es la razón que vas a usar para justificar tu ausencia anoche en la manifestación por Lupita Martínez".

Me di con la palma en la cabeza. "Estaré en el camino a la chochez."

Claro, fue por eso. Lupita Martínez era una joven del barrio en Denver. Se había casado con un hombre machista, sin trabajo. Este la golpeaba cada vez que pensó que el mundo lo había tratado mal, que era la mitad del tiempo, o cuando se emborrachó, que era la otra mitad del tiempo. Un día Lupita se hartó y le devolvió golpe por golpe, pero usó un pisapapeles de ónix mexicano, el objeto más pesado que tenía a su alcance. Mató al sinvergüenza y Lupita terminó en la cárcel. A la policía le importaba un comino Lupita. Para ellos era una pelea doméstica del barrio que se había vuelto violenta una vez más. Sin dinero para un equipo de abogados de alta categoría que pudiera defenderla con el concepto de legítima defensa, Lupita estaba al punto de ser pelada, rellenada y frita como un buen jalapeño. Así que La Raza, junto con algunos feministas y otros activistas en el campo de derechos humanos formaron un grupo de apoyo. Organizaron una marcha a la capital del estado para atraer la atención del público a la situación y para reunir fondos para su defensa legal. Yo pensaba ir pero hubo la cuestión de la sesión de repaso y se me olvidó.

"Lo siento. Se me olvidó", le dije.

"Como siempre, ¿no?", apartó la media taza de café haciendo una mueca. "Como mi hermana debes ser un modelo para mí pero lo que veo es que quieres hacerte parte del establecimiento anglo."

"Pero, Angela…."

"No me vengas con ese tono criticón de 'Pero, Angela'. ¿Quién te da el derecho de juzgarme?"

"Angela, yo no…."

"¿Qué sabes tú de la vida para que me digas cómo debo vivir, eh?" Lágrimas de frustración brotaron en sus ojos. "¡Nunca has tenido un novio!"

Se alejó la silla de la mesa, volteando la taza y derramando el café. Se levantó y se fue corriendo de la casa.

Miré el café exprés doble que chorreaba hacia el lado de la mesa y comenzó a gotear en las baldosas color crema del piso.

¿Criticona, yo? Realista, sin duda, y a veces, admito, adopto un tono autoritario con mi hermanita, pero, ¿criticona?

¿Por qué está siempre tan enojada Angela? Las dos tenemos las mismas circunstancias familiares. Se crió en una situación incluso de más comodidad que yo porque Papi ya tenía establecido el restaurante cuando nació ella. Como la niña de la familia fue amada, mimada y alabada por toda la familia. Ha sido uno de sus pesares (y una fuente de diversión para mí) el hecho de que es físicamente más anglosajona que hispana con su cuerpo delgaducho —debido probablemente a una dieta más saludable— y su pelo rubio —la herencia de algún antepasado del norte de España—. Es joven y por ende sincera e ingenua. Esto no me molesta, pero los ataques de rabia, no los comprendo.

Su signo es Escorpión. Esas personas siempre van al grano de un problema y no temen picar. Lo que me confunde es que sus comentarios abusivos dan en el clavo —generalmente tiene razón—. Es verdad que nunca he tenido una relación amorosa seria. Tal vez la carrera me ocupa demasiado, o soy demasiado exigente o simplemente no sé lo que quiero. ¿Qué hago con una máquina de café de lujo, un apartamento con baldosas color crema, una chimenea verdadera y una vista maravillosa si no tengo con quién compartirlos. Me acuerdo de un dicho antiquísimo que dice, "La hierba romana, quien la güele luego se casa". La hierba romana es la hierba Santa María. Tal vez debo comprarme un poco y….

Tomé una esponja de la cocina y comencé a limpiar el café derramado. Las lágrimas me vinieron a los ojos pero las detuve con mi voluntad. Pues, a lo hecho, pecho.

No tenía caso hablar con la familia sobre Angela. Hemos roído ese hueso muchas veces. Nadie sabe qué hacer excepto exigirme a mí una solución dado que soy la mayor y supuestamente más sabia de las hermanas. No podría pedirle consejos a Brianna; ni ha conocido a mi hermana. Había llegado la hora de tratar de ponerme en contacto de nuevo con doña Carolina. Por lo menos era familia —en algún sentido—. No sabía cómo iba a lograr esto, pero de eso no me preocupo ahora. Sabía que me hacía falta consejos y sólo ella me los podía dar.

Al terminar mis clases por la tarde, me fui a toda velocidad (bueno, toda la velocidad posible del Bicho) a Gold Mountain. Llegué a mi círculo en el punto más caluroso del día. Sin embargo, encendí una hoguera como la última vez porque sentía que las llamas podían servir de faro para llamar a mi antepasado. Mojada de sudor, resultado de mis esfuerzos, me senté y traté de vaciar mi mente fijándome en la quietud de la tarde. Luego eché en la hoguera un puñado de olíbano y mirra, resinas que se han usado durante siglos en todo el mundo para invocar las deidades de todos los panteones imaginables.

"¿Doña Carolina?", susurré, y mis palabras fueron tragadas por el bosque. "¿Estás aquí?" El humo fragante de las resinas y la leña se mezclaron en el aire, flotaron hacia el bosque y seguían, esperaba yo, hacia el Cosmos. Cerré apretadísimos los ojos y detuve la respiración. Nada. Sólo el graznido de un cuervo en la distancia. "¡Ven, por favor, te necesito!", supliqué en silencio.

Surgió un poco la hoguera y abrí los ojos. Por las nubes de humo vi a doña Carolina, agachada en el otro lado de la hoguera, su chal colgando sobre el hombro.

"Lo único que tienes que hacer, chica, es llamarme, y te apareceré", dijo en ese idioma que no era idioma pero que yo, de alguna manera, alcancé a entender.

"Puesto que soy indígena, habría preferido tabaco y sal como oferta, pero te agradezco el acto de cortesía del olíbano y mirra. Le da a la invocación un toque ecléctico. Pues, ¿por qué me llamaste?"

Esto iba a ser difícil. "Estoy tomando esa clase de aromaterapia que me recomendaste."

"Ya sé. Y tú y Brianna Duncan se están haciendo amigas. Las dos tienen muchos conocimientos que compartir la una con la otra. No viniste a hablar de tus clases. ¿Cómo está Angela últimamente?" Me miró de soslayo.

"Entonces ya sabes", suspiré. "Estoy aquí para pedirte consejos sobre Angela, también para hablar sobre la aromaterapia. Quiero saber si puedo hacer algo aromaterapéuticamente para calmar su rabia y hacerla una persona más alegre."

Mi antepasado-espíritu se rió, se quitó el chal y lo puso en el suelo. Luego se sentó sobre él con las piernas cruzadas. "En cuanto a 'alegre', Angelita misma tiene que encontrar algo que le traiga la felicidad. Hay mucho que puedes hacer, sin embargo, para ayudarle a estar en paz consigo misma. Déjame darte unas recetas que ella puede usar como perfumes."

"¿Y si se niega a usarlos?"

Doña Carolina se encogió de hombros. "Usa tu imaginación. Regálale un difusor grande o una lámpara de aromas para su recámara. Dile que estás tomando la clase, que estás probando algunas recetas nuevas y que te gustaría tener su opinión. No tiene que saber su propósito. ¿Trajiste esta vez tu cuaderno y un bolígrafo, o debo hacer el esfuerzo extremado para conseguir que te acuerdes de estas cosas?" Alzó los ojos hacia el cielo.

"Cálmate, los traje", sonreí y saqué mi cuaderno y boli de la mochila.

Con su voz alta peculiar, doña Carolina me dio, hablando como ametralladora, las siguientes recetas. Tuve que hacer volar mi boli para captarlas.

### Para calmar la bestia salvaje

"Mezcla 24 gotas de rosa, 12 gotas de vainilla, seis gotas de canela, tres gotas de angélica. Angélica es un aceite costoso; es por eso que usamos sólo tres gotas en esta receta. Puedes sustituirlo por salvia silvestre o narciso, si la angélica cuesta demasiado.

### El equilibrista

"Usa principalmente aceites de ámbar y nerolí en una relación de 3:1. Agrega unas gotas de cualquier combinación de los aceites siguientes, según tus necesidades: pimienta de Jamaica (para equilibrar las relaciones), almendra amarga (la estabilidad mental), lavándula (para corregir el desequilibrio yin/yang), abeto (para fundarse).

### Protección de la rabia ajena

"Te doy esta receta por si acaso detectas que es otro que le está intranquilizando: 24 gotas de rosa roja, seis gotas de canela, seis gotas de mejorana, seis gotas de albahaca, seis gotas de enebro. Añade esto a un frasco de cuatro onzas de aceite portador de áloe vera y crearás un excelente aceite protector para masajes.

### Convincente

"Esta fórmula es perfecta cuando tu hermanita quiere persuadir a alguien de su punto de vista sin ponerse rabiosa. Puede ponérsela, usarla en un difusor o en un anillo de bombilla o si sabe que va a encontrarse en una mesa de negociación, puede regar un poco sobre un tazón de pimpollos y pétalos de rosa para crear un popurrí instantáneo. La receta requiere 20 gotas de narciso, 12 gotas de peonía, 8 gotas de aciano, cuatro gotas de vetiver, cuatro gotas de canela.

### Separación simpática

"Como dice el dicho, 'Quien ríe ahora, mañana llora' o 'después, del canto viene el llanto'. Doña Carolina hesitó para considerar y miró de lado hacia el cielo y luego me miró a mí. "Eso tal vez ocurre aquí en la tierra. No he visto cómo se aplica en mi situación actual. De todos modos, si la dulce Angela se ha metido con alguna energía masculina negativa y busca una separación amable, prueba: 24 gotas de rosa blanca, 10 gotas de palo de rosa, seis gotas de liquen de roble, seis gotas de chypre, dos gotas de pachulí.

### Almohada para ahuyentar pesadillas

"Si Angela se siente enojadiza, trastornada o temerosa sin causa aparente, es posible que sufra pesadillas frecuentes. Incluso puede darse cuenta de que tiene las pesadillas y sentirse desesperada porque no puede evitarlas. Lo que tú puedes hacer para ella es coser una funda pequeña", empecé a protestar porque detesto coser, pero levantó una mano nudosa y morena para callarme, "una funda muy pequeña, llenarla con este popurrí y decirle que la coloque debajo de su almohada en la cama por la noche. Si no tienes aptitud con la aguja, sólo mezcla los ingredientes, échalos en un recipiente para popurrí y dile a Angela que lo ponga junto a su cama. Combina ¼ de taza de raíz de peonía, una cucharada de salvia silvestre, una cucharada de albahaca, una cucharadita de polvo de sangre de drago, una cucharadita de raíz de lirio del valle. Mezcla todo junto con una cucharadita de aceite de sándalo, una cucharadita de aceite de mirra, ½ cucharadita de aceite de ciprés y ¼ de cucharadita de aceite de lavándula. Deja que se sazone durante tres semanas en un tarro bien cerrado, agitándolo diariamente hasta que la solución haya madurado. Luego trasládala al recipiente para un popurrí".

"Estas recetas me parecen excelentes", le agradecí a mi antepasado. "El cumpleaños de Angela es en agosto. Voy a preparar un par de estas fórmulas y dárselas como regalos de cumpleaños caseros. Puede gustarle el detalle personal o no. Nunca puedes prever la reacción de mi hermanita."

"A propósito", especulé, "Brianna insiste en usar sólo aceites esenciales en sus recetas, pero, yo no sé. Las esencias pueden ser muy costosas y en mi experiencia los sintéticos parecen contener las mismas propiedades, por lo menos en términos de la magia. ¡Qué crees tú?".

Mientras doña Carolina recitaba sus fórmulas, se ocupó en la extracción de las nueces piñones de las ramas que sacó de la bolsa de su falda enorme. Ahora, mientras contestaba, las comía activamente como una ardilla, saboreando cada una. Supongo que aun los espíritus necesitan mantener cierto nivel de energía.

"Por si te preguntas", me informó, "no estoy comiendo estas nueces. Las encontrarás en el suelo en un montecito cuando me vaya. Unicamente gozo del recuerdo
de su esencia".

"Me hiciste una pregunta difícil, chica. De un lado,
los aceites esenciales, debido a su estructura compleja y
la abundancia de hormonas y vitaminas que contienen,
combinan compatiblemente con la química humana
para producir efectos sinergísticos, es decir, mayores
que la suma de sus efectos individuales. Por eso las
esencias verdaderas pueden afectar profundamente al
cuerpo además de las emociones y la mente. Poseen
también una capacidad maravillosa de evitar la descomposición, destruir bacteria y aliviar la inflamación; algo
que simplemente supera la capacidad de los sintéticos.

"Los aromaterapeutas, como tu amiga Brianna, señalan los terpenos y otras químicas que llevan los sintéticos porque pueden ser tóxicos si se ingieren o si se absorben por la piel".

Terminó su última nuez y se lamió los dedos. "No
quiero ofender a nadie, pero también en el aire del
mundo moderno hay esta ocurrencia romántica del siglo veintiuno que dice que el regreso a la naturaleza, a
cualquier precio, tiene que ser mejor que la vida estilo
contemporáneo, que se percibe como ultrajante para el
ambiente. Para estos nuevos románticos "natural" significa "lleno de vitalidad y vivaz" mientras "sintético" implica "falso y muerto".

Doña Carolina tiró las ramas en la hoguera y me clavó los ojos penetrantes inolvidables.

"Cuando veas una cara de una moneda, chica, puedes asumir que existe otra más. Es verdad que algunas esencias te harán daño. Los aceites como la nuez moscada, la tuya y la árnica pueden matarte. Mucho aceites esenciales también contienen terpenos, la pesadilla del aromaterapeuta. Claro, los terpenos se pueden sacar de los aceites pero eso introduce la cuestión de que si es verdaderamente natural.

"Esos tipos 'regreso a la naturaleza' también deben considerar que a veces requiere el material de muchas plantas para crear una cantidad pequeñíísima de aceite. Mientras tanto el cultivo intenso agota el suelo, y mucha energía se gasta en las instalaciones sofisticadas para la destilación. Aunque en parte los procesos del cultivo, la colección y la extracción proporcionan empleo a muchos obreros del Tercer Mundo, los procedimientos requieren mucha mano de obra y resultan muy costosos. Los costos de producción son pagados por los consumidores, lo cual aumenta los precios a un nivel fuera del alcance de la persona media.

Oí un chasquido de mi antepasado. "Para ir inmediatamente al grano, mi triple bisnieta, vas bien cuando asumes que si usas un aceite en la magia, no en la medicina, es igual la eficacia de los sintéticos. La fragancia es lo que cuenta y los sintéticos y las esencias naturales vibran en el mismo nivel por el Cosmos. Como muchas controversias, la cuestión no se resuelve fácilmente, y mucho depende de preferencias personales."

Nos quedamos sentadas un rato, hablando de las fragancias, y yo mencioné las clasificaciones por familia que utiliza Brianna. Quería saber cuáles de las esencias clasificaría mi antepasado como esenciales (si me perdonas el juego de palabras), para las bolsas aromaterapéutica y mágica. Como puedes imaginar, doña Carolina tiene sus favoritas como yo tengo las mías.

Sin embargo, quería condensar la lista para tener sólo unos pocos aceites indispensables con un rango amplio de aplicaciones, que se mezclen bien y que quepan dentro del presupuesto de cualquier persona. Terminamos con una lista de 30 que incluyen tres de cada familia de Brianna. Calculo que si elijo uno de cada grupo de tres, acabaré con 10 aceites básicos, 1 de cada familia. Al paso del tiempo, cuando la cartera lo permita, ampliaré mi colección. Después escribí nuestra lista corta en mi grimorio bajo el título "Las fragancias favoritas de las dos Carolinas", e incluí usos aromaterapéuticos y mágicos. Será interesante oír la opinión de Brianna sobre esta lista y que fragancias ella le añadiría o le quitaría.

Hacia el fin de nuestra visita, me di cuenta repentinamente que doña Carolina había mantenido su forma humana durante todo el tiempo. "¿Qué le pasó al colibrí?", le pregunté.

"El colibrí requiere mucha energía sostenida para manifestar porque vibra en un nivel muy alto", me dijo mi antepasado. "Estoy más cómoda en mi forma humana; es como un viejo par de mocasines leales. Puedo manifestar en cualquier forma." Sonrió astutamente. "Debes contemplar esa idea la próxima vez que piensas 'desaparecer' una hormiga o una mariposa. Me gusta especialmente aparecer como una mosca que puede posar sobre la pared y escuchar lo que dice la gente", cacareó estrepitosamente.

"¿Por qué escoges manifestar como colibrí, entonces?", quería saber.

"Los colibríes y yo resonamos en muchos niveles", sus ojos chispearon mientras hablaba. "Es una energía que ama, lleno de vida. Si no fuera por el colibrí, muchas flores no podrían reproducirse. El colibrí ama la vida y riega su energía curativa por el néctar que colecciona. Hasta podrías alegar que el colibrí es el animal totem de los aromaterapeutas. Esta intensa bola de energía, con su pasión por la gracia y la belleza simbolizadas por las flores, pretende despertar a los seres humanos a sus aspiraciones más altas. El regalo que libremente le ofrece a la humanidad es la pasión por la vida."

El espíritu ladeó la cabeza hacia el cielo. "¿Oyes eso?", preguntó.

Meneé la cabeza yo. Ningún ruido interrumpía la serenidad del verano en las montañas altas.

"Supongo que no penetra el éter hasta este mundo", dijo mi antepasado encogiéndose de hombros. "Es el sonido de las campanas sagradas convocándonos al ensayo del coro de los ángeles. No tengo que decirte, siendo tú una bruja y todo, que el solsticio de verano, el día más largo del año, ya está para llegar. Allá, los ángeles arman una celebración verdaderamente celestial."

"¿Cantas en el coro?" No pude creer que los ángeles la permitirían cantar con esa voz tan áspera.

"Estarás tomándome el pelo. ¿Con esta voz tan áspera? No me parece posible."

Doña Carolina se puso de pie y comenzó a recoger su chal. "Me hago cargo del difusor celestial de aromas, que es algo como un órgano etéreo, sólo que toca fragancias en vez de música. Mi ángel guardián, sin embargo, tiene una voz maravillosa y es una de las principales solistas." Dio vuelta para irse.

"Espera. ¿Tienes un ángel guardián?".

"Claro. Y tú también tienes. Me sorprende que no llamas a tu guardián con más frecuencia. Nosotros a menudo jugamos a los bolos. Tu guardián tiene una personalidad vivaz. Nos contamos muchos chistes. A veces sobre ti."

"Pero quiero saber…".

Doña Carolina se rió. "Quieres saber muchas cosas. Y te hace falta saber algunas cosas, por ejemplo, cómo realizar tu meta más importante. Luego, luego te platicaré sobre los ángeles. Pero el cielo no espera a nadie. ¡Hasta la vista, chica! ¡Felices fórmulas!"

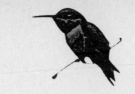

# Apéndices

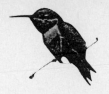

# Las fragancias favoritas de las dos Carolinas

## Florales

### Rosa

**Aromaterapia—** emenagoga; rejuvenecedor, astringente e humectante para las células de la piel; purificador de la sangre; regulador; hemostático (tonificante para el hígado y el bazo); antidepresivo; equilibrador de yin/yang; fortalecedor del corazón; regula las hormonas y el ciclo menstrual; ayuda a mitigar los síntomas del síndrome premenstrual y de la depresión después del parto y a curar la esterilidad; acentúa la confianza personal; el agua de rosas cura las inflamaciones del ojo lacrimoso.

**La magia**— se usa en hechizos para atraer el amor y para reforzar el carisma personal; estimula el chakra del corazón (solar); aceite para untar para los instrumentos rituales; se aplican al tercer ojo antes de entrar en el círculo ritual porque la rosa es un emblema de altas aspiraciones.

## Jazmín

**Aromaterapia**— antidepresivo y eufórico que desata las emociones y fortalece el optimismo; actúa sobre el sistema nervioso como sedante y cura para los dolores de cabeza, pero al mismo tiempo, ayuda a curar la impotencia y la frigidez sexuales; estimula en centro de creatividad del cerebro; apacigua los espasmos nerviosos y uterinos; es galactagogo (promueve la lactación materna); humedece y alisa la piel seca y sensible. Las mujeres embarazadas *no* deben usarlo.

**La magia**— usa este afrodisíaco en los hechizos para atraer y retener a un(a) amante y para promover un matrimonio feliz; trae la buena suerte y el éxito en todas las actividades; un aceite para la unción devota y usado para las bendiciones y la protección.

## Nerolí

**Aromaterapia**— sedante fuerte y antidepresivo que tranquiliza la ansiedad, el estrés, el miedo y las palpitaciones del corazón; calmante cardiovascular; ayuda a aliviar la diarrea; reduce las hemorroides, combate el insomnio; sirve de desodorante; suaviza, elastiza y rejuvenece la piel; disminuye las huellas de piel estirada por el embarazo o la obesidad y mitiga las venas visibles.

**La magia**— pertenece a la magia de la salud y del amor (especialmente útil para los que quieran casarse porque el aroma tiene un magnetismo sexual); para la meditación cuando enfoca en la atenuación de la pesadumbre; trae la paz y la armonía al hogar; transforma la energía confusa, nerviosa o negativa en energía dirigida, serena y positiva; estimula el chakra del corazón y los centros psíquicos.

## Cítricos

### Melisa

**Aromaterapia**— antiséptico, efectivo contra el eczema, la dermatitis y el acné; sedante que alivia la tensión nerviosa, el insomnio y la migraña; antivirus, carminativo; rejuvenece el sistema reproductor de la mujer para vencer la infertilidad.

**La magia**— para el recuerdo de vidas pasadas y los ritos de Saturno y Júpiter, y ritos para otorgar elocuencia; unta el aceite en tu tercer ojo para pronosticar eventos del futuro.

### Mandarina

**Aromaterapia**— sedante para el insomnio y que controla la histeria y el choque; limpiador linfático que ayuda a reducir cualquier tipo de tumores; digestivo y antiespasmódico en casos de dispepsia y flatulencia.

**La magia**— efectivo en la magia sexual; para rituales de larga duración que requieren una explosión esporádica de energía para realizar tu meta; desarrolla la capacidad de la persona para coquetear; estimula los viajes astrales.

### Bergamota

**Aromaterapia**— antidepresivo; calmante para los nervios; antiespasmódico; diurético que ayuda a curar infecciones renales, cistitis, celulitis y obesidad; antibacteriano; colónico; alivia las infecciones respiratorias y bronquiales; reduce los tumores; útil en los casos de meningitis y el cáncer uterino; elimina o cura el acné, el eczema, las herpes, las erupciones de la varicela y el hipo; antiséptico intestinal contra amebas y disentería; expectorante en casos de tubérculosis, bronquitis y el asma. Bergamota incrementa la sensibilidad de la piel a la radiación ultravioleta.

**La magia**— ingrediente en los hechizos para la protección, especialmente en los viajes porque rechaza los peligros físicos; devuelve energía negativa al transgresor y evita los ataques psíquicos.

## Frutales

### Almendra amarga

**Aromaterapia**— el aceite de almendra amarga restaura la estabilidad mental, la esperanza, la buena salud. Exclusivamente para usos externos. El aceite de almendra dulce es un aceite diferente que conociste en el capítulo llamado "Lleva una vida aromática" como la base de un aceite para masajes y que sirve como un emoliente superior para la piel y un aceite portador económico.

**La magia**— genera el dinero rápido; atrae el amor que persiste hasta y aun más allá de la tumba; sus vibraciones armoniosas y magnéticas ayudan a fortalecer las amistades.

## *Manzanilla*

**Aromaterapia**— antiinflamatorio; digestivo; colagogo que alivia problemas del hígado; se recomienda para las alergias e infecciones respiratorias (como la fiebre del heno y el asma) y las quejas de los niños (como los dolores de oído y dentición); alivia los músculos dolorosos, quemaduras, úlceras pépticas, la diarrea, cistitis; equilibrador para el sistema reproductor femenino en los casos de la vaginitis, hemorragia y los síntomas de la menopausia.

**La magia**— popular en los ritos de curación solar y para facilitar el tránsito por las puertas de la muerte; galvaniza la energía para combatir la adversidad; ingrediente en pociones para el amor y la pronosticación; dicen que intensifica la pasión si se riega entre las sábanas de la cama.

## *Cereza*

**Aromaterapia**— astringente; alivia los dolores del parto y detiene las hemorragias; sirve muy bien como acondicionador del pelo.

**La magia**— útil en los ritos para mejorar el trabajo escolar porque promueve el deseo de tener mejor educación y mayor conciencia espiritual; crea un ambiente festivo así que sirve para animar las ceremonias del Sabat; efectivo en los hechizos para realizar el sueño de uno.

## Verdes/refrescantes

### Eucalipto

**Aromaterapia**— antiséptico para el vendaje quirúrgico; agente germicida que combate la cólera, difteria, malaria, sarampión, escarlatina y tifoidea; antidiabético; rubefaciente para la artritis reumatoidea y los dolores de los músculos; expectorante que elimina la congestión de la cabeza y el pecho asociadas con los resfriados y el asma. El eucalipto es tóxico en grandes cantidades.

**La magia**— aceite para untar para la purificación, limpieza de la casa y mejores ritos para la salud; protege del mal.

### Lavándula

**Aromaterapia**— normalizador; estimulante metabólico y respiratorio; tonificante para el sistema nervioso central; alivia el agotamiento, dolor de cabeza, migraña, depresión; ha mostrado éxito con la parálisis; antiespasmódico para la bronquitis, el vómito y el cólico; efectivo contra la tifoidea, difteria, la picada de la viuda negra y de algunas víboras, aguijones, lesiones de la piel, asma, insomnio y halitosis; regenera las células de la piel y retrasa el desarrollo de las arrugas; promueve el parto rápido aumentando las contracciones; alivia los dolores de los músculos. La esencia de lavándula se puede aplicar directamente a la piel.

**La magia**— hierba de oferatorio para los ritos de purificación; intensifica la conciencia; mantiene a raya a los acosadores; prepara la psiquis para recibir el espíritu al fundarse y centrarse; fragancia excelente para acompañar el rito de meditación del Pilar del Medio.

### Menta

**Aromaterapia**— promueve la descongestión; digestivo; repele los insectos y los ratones; antiséptico contra las enfermedades infecciosas; calmante para los dolores de cabeza y las migrañas; pequeñas cantidades en la piel eliminan las herpes, tiña, zumaque venenoso, eczema, dermatitis, la sarna; antiinflamatorio y analgésico en casos de ciática, neuralgia y artritis. Se sabe que la menta impide la lactación así que no deben usarla las madres lactantes.

**La magia**— atrae el amor y acontecimientos emocionantes; estrecha las relaciones entre socios; mejora la memoria; úsala en los ritos tierra/ecología; agrégales una gota a los inciensos, sachets y perfumes para poner en acción a cualquier hechizo.

# Hierbosos/estimulantes

## *Albahaca*

**Aromaterapia**— antiséptico intestinal; expectorante en casos de sinusitis; vulnerario que ayuda a taponar una herida; tonificante que aclara la mente y fortalece la determinación; antiespasmódico contra las calambres musculares y los espasmos gástricos; alivia la indigestión y el vómito; ayuda a restaurar el sentido del olfato en casos de pérdida temporánea; alivia los dolores de los músculos y el estrés; cantidades pequeñas intensifican la conciencia de la realidad ambiental pero las dosis grandes tienen efectos estupefacientes; trata la infertilidad; se usa para repeler los insectos. La albahaca ha mostrado efectos tóxicos al ingerirse.

**La magia**— se usa en los ritos de meditación para la autoregeneración, para aumentar la confianza en sí mismo, los logros, la actividad mental y para desarrollar un sentido fuerte de liderazgo; ingrediente en los hechizos para atraer la prosperidad, especialmente para aumentar la actividad comercial; ingrediente a veces en un hechizo para atraer el amor, especialmente para las mujeres que busquen un marido porque la albahaca es sagrada a la diosa vudú del amor, Erzulie; el colgar la albahaca sobre la puerta principal de una casa tiene fama de impedir la entrada de los intrusos.

## Romero

**Aromaterapia**— antiséptico y sustancia fumigatoria, antes usada para evitar la fiebre de la cárcel; astringente usado como tonificante para la piel, el pelo y el cuerpo en lavados limpiadores y lociones rejuvenecedoras que vuelven más elástica y joven la piel arrugada; inhalador que ayuda a evitar la marea; estimulante para los nervios que cura la pérdida del habla, del olfato y de la coordinación motor y mejora la memoria; elimina los microbios intestinales; estimula el metabolismo, la circulación de la sangre, la glándula suprarrenal, las funciones de la vesícula biliar; eleva la tensión arterial. Los epilépticos y las mujeres embarazadas no han de usar el romero.

**La magia**— protege contra el mal, las pesadillas y los intrusos; ayuda el autodesarrollo psíquico; para los ritos de amistad y meditaciones para otorgar serenidad y sabiduría; dicen que atrae los fantasmas, preserva la juventud e impide que un ladrón lleve a cabo el robo; ingrediente de los hechizos antimaleficios.

## Tomillo

**Aromaterapia**— antibacteriano; antiséptico y antibiótico en casos de infecciones bucales y pulmonares; destruye anquilostoma y ascáride; ataca la obesidad y la celulitis; mejora la memoria; normaliza las funciones mentales; antidepresivo que mejora el ánimo. No lo uses en la piel en forma pura ni en altas concentraciones.

**La magia**— se usa en hechizos tanto para ahuyentar las pesadillas como para ver hadas y facilitar los viajes astrales; aroma excelente para la meditación que ayuda a enfocar la mente; ingrediente de hechizos de agua bendita y de protección, principalmente los que hacen saludable, contenta y unida una familia.

## Gramíneos/suaves

Muchas de las fragancias gramíneas y suaves son ingredientes de perfumes, sachets y los popurríes, y no se usan con frecuencia en las medicinas.

### Trébol

**Aromaterapia**— alterante y antiespasmódico benéficos en casos de congestión bronquial y la tos ferina. Tiene fama de reducir los quistes ováricos y tumores fibrosos.

**La magia**— atrae la buena fortuna y el éxito; respalda la fidelidad; disuelve los hechizos de hadas; protege a los viajeros.

### Liquen de roble

**Aromaterapia**— fijador natural para los perfumes y popurríes; calmante, equilibrador; afrodisíaco. No se ha de ingerir.

**La magia**— una fuente mágica de energía que invoca los elementales; ingrediente del hechizo para atraer el amor.

### La reina de los prados

**Aromaterapia**— astringente; contra la obesidad, el edema, los cálculos biliares o renales y arterioesclerosis es diurética, tonificante y limpiador de sangre (especialmente ingerida como infusión); analgésica en las embrocaciones y en los aceites para masajes y para el baño; disuelve el ácido úrico; tratamiento para el reumatismo y la gota.

**La magia**— aceite para untar en los ritos de curación; sagrada para la meditación entre los druidos; se dice que trae visiones del futuro cuando se bebe como infusión; ayuda en la búsqueda de nuevo empleo; se usa en los ritos para atraer el amor y la paz.

## Especias aromáticas

### Cardamomo

**Aromaterapia**— estimulante para los problemas digestivos; equilibra las emociones; tiene un efecto calmante y por eso es bueno para el uso en los popurríes en los consultorios médicos y en las salas de espera de los hospitales o en cualquier lugar donde se reúna gente ansiosa; efectivo contra la diarrea y la impotencia.

**La magia**— afrodisíaco; se usa para los hechizos para atraer y aumentar la pasión y el amor; ayuda a encontrar tesoros escondidos.

## Canela

**Aromaterapia**— germicida que mata el bacilo tifoideo; agente efectivo contra las infecciones intestinales y las de las vías genitourinarias; alivia los espasmos de tos; estimula las contracciones uterinas en el parto; combate anemia, piojos y la sarna. Tanto la corteza como la hoja de la canela pueden irritar la piel y tienen que diluirse antes de usar. También causa convulsiones en dosis grandes.

**La magia**— para los ritos de purificación, bendición, prosperidad, conciencia psíquica, abundancia, comercio y comunicación; se usa en hechizos solares y de Mercurio; promueve la sexualidad y la creatividad; en el Vudú, la canela purifica el altar.

## Clavo

**Aromaterapia**— bactericida y antiséptico que mata el bacilo tifoideo; analgésico que alivia el dolor de muela; digestivo efectivo contra el gas; repelente contra la polilla y pesticida; forma un linimento de calor para aliviar los resfriados, influenza, artritis, congestión bronquial y músculos dolorosos; estimula la mente y la memoria, pero también calma los nervios. No se recomienda durante el embarazo.

**La magia**— induce visiones astrales; crea un ambiente sexualmente cargado y es especialmente efectivo usado por un hombre que busque una amante; ingrediente en hechizos para protección; aumenta la energía en la hechicería.

## Animales/sexuales

La mayoría de las fragancias basadas en sustancias animales no se han usado tradicionalmente en la aromaterapia pero sí han tenido usos tradicionales en las práctica mágicas.

### Algalia

**La magia**— para la atracción "animal", el amor y dirección espiritual.

### Almizcle

**La magia**— pertinente a los ritos para atraer el amor, el cariño, erotismo y la prosperidad; abre los chakras para recibir la sabiduría divina; aceite para untar para los quemadores de incienso; ayuda en las meditaciones para desarrollar la voluntad.

### Pachulí

**Aromaterapia**— estimulante de nervios en dosis pequeñas, pero es sedante en dosis grandes; sus propiedades astringentes aumentan la elasticidad de la piel floja e hinchada y secan el acné; rejuvenecedor de tejido y fungicida aplicado en casos de caspa e infecciones funguinos

**La magia**— atrae el amor y el dinero y el poder de los gnomos; se usa en ritos para atraer el amor, la atracción y repulsión; ingrediente clave para los anti-hechizos y hechizos de protección porque se dice que ahuyenta los enemigos y repele el mal; componente del polvo del cementerio.

## Maderas/musgosos

### Abeto

**Aromaterapia**— tonificante caluroso y antiséptico que ayuda a curar la congestión bronquial, las infecciones de las vías genitourinarias y la infertilidad; calma los dolores musculares; deshace obstáculos emocionales.

**La magia**— aceite visionario e incienso que quita estorbos psicológicos para que uno pueda aclarar la visión psíquica; la fragancia es inspirativa y por eso es una elección perfecta para los ritos del Sabat, especialmente para el Solsticio de Invierno; se usa en los hechizos para ponerse en contacto con los espíritus de la naturaleza; aceite de untar en los ritos de curación.

### Vetiver

**Aromaterapia**— rubefaciente que alivia el dolor de la artritis y de los músculos; hepático que trata la congestión del hígado; hace flexible la piel seca y cura el acné y las heridas.

**La magia**— para la suerte y el éxito; como ingrediente fundamental del incienso de Sangre de Drago, ahuyenta el mal y conforta las almas ansiosas, perdidas y miedosas; también estimula el chakra raíz y facilita la fundación posritual; atrae espíritus amistosos cuando se riega en el baño.

### Sándalo

**Aromaterapia**— antiséptico que remedia enfermedades de las vías genitourinarias y gonorrea; ayuda en la curación del cólico, gastritis, laringitis, hemorroides, cistitis, náusea, quemazones, acné, piel seca y es posiblemente un remedio para el SIDA; tonificante para el corazón; antiespasmódico; antidepresivo.

**La magia**— aceite para untar para el tablero ouija, el péndulo y las cartas tarot; ayuda a enfocar la mente, la meditación y los esfuerzos del recuerdo de vidas pasadas; exhorta a los elementales a aparecer; en el Oriente se quema en las cremaciones como señal de respeto hacia el muerto; el aroma es relajante y centralizante y estimula una actitud abierta.

## Resinosos/fijadores

### Benzoína

**Aromaterapia**— tonificante que aumenta la circulación de sangre, el fluir de orines y la expulsión de flatulencia; fungicida y también repara la piel seca y roja; expectorante; antiséptica y diurética en casos de infecciones de las vías genitourinarias; cura la halitosis.

**La magia**— repele los espíritus malos; promueve la visión psíquica; se usa en ritos de purificación y meditaciones dirigidos al crecimiento personal y un aumento de confianza en sí mismo; combate la soledad y la tristeza, fortaleciendo el chakra solar (del corazón) y trayendo la serenidad mental.

## Olíbano

**Aromaterapia**— conocido como "el amigo de la mujer", ayuda a curar problemas uterinos, infecciones de las vías genitourinarias, reduce los quistes del pecho, restaña el desangrado excesivo de la menstruación y del parto; antiséptico pulmonar que se usa como inhalador para curar infecciones respiratorias; tonificante antiarrugas para la piel madura y que también cura las heridas, elimina las cicatrices y el acné y es fungicida; vulnerario que ayuda a curar heridas infectadas e inflamaciones.

**La magia**— uno de los mejores inciensos que existe para las invocaciones; ahuyenta el mal y atrae el dinero y el éxito; efectivo para activar los hechizos; en la meditación, abre los chakras al desarrollo espiritual, limpia el aura y satisface las oraciones.

## Pino

**Aromaterapia**— antiséptico, descongestiona y desodoriza los cuartos; ayuda a impedir la impotencia masculina y estimula la ovulación; cura las infecciones de las vías urinarias y reduce los cálculos biliares; muy valorado como un expectorante contra la bronquitis, la influenza y los resfriados; como tonificante, eleva el espíritu estimulando la corteza adrenal.

**La magia**— uno de los siete árboles caciques irlandeses de la mitología céltica, se añade regularmente a la mezcla que se quema en el Sabat y los inciensos shamánicos para invocar a los dríades y otros espíritus del bosque; limpia la negatividad del aura; se usa en hechizos de la Luna llena para confrontar el mes con ánimo, fuerza y paz mental renovados.

# $\mathcal{G}$losario

**Absoluto—** fragancia muy concentrada, soluble en alcohol que contiene entre 20 por ciento y 80 por ciento de concretos. El material de la fragancia es saturado con alcohol, calentado y luego destilado bajo presión en vacío. El absoluto de mirra se extrae de la resina y es usado típicamente en la perfumería. Los ejemplos de algunos absolutos florales incluyen la naranja y la mimosa. Véase **maceración**.

**Absoluto resinoso—** producto de fragancia extraído de gomorresinas y de oleorresinas saturándolas con alcohol y calentando la mezcla para después destilar el producto bajo presión en vacío. También se llama un resinoideo alcohólico.

**Aceite esencial**— un aceite volátil que se extrae de botánicas usando uno de varios métodos y que se usa en la perfumería, la aromaterapia y la medicina herbaria.

**Aceite para masajes**— en la aromaterapia, comúnmente un aceite portador vegetal con esencias añadidas que se utiliza para masajes. Los aceites para masajes se crean para una variedad de propósitos que incluyen la relajación, el alivio de la tensión y de los músculos dolorosos. También se usan para estímulo del cuerpo y de la mente, el placer sensual y la edificación espiritual. Además aumentan la acción de los sistemas circulatorio, linfático e inmune. Se añaden unas 48 gotas de esencia a cada cuatro onzas fluidas de aceite portador.

**Aceite portador**— en la aromaterapia, generalmente un aceite vegetal, como almendra dulce, extraído a presión fría (exprimido de la botánica con presión pero sin calor), al cual se agregan aceites esenciales para que el cuerpo pueda absorber éstos con más facilidad.

**Agua de toilette**— perfumes basados en el alcohol con aceites esenciales de entre dos por ciento a cinco por ciento. La fragancia dura aproximadamente dos horas, según la química personal del usuario.

**Aldehído**— una combinación de sintéticos o de sintéticos y aceites esenciales en una base de alcohol purificado. Los aldehídos pueden imitar las fragancias naturales.

**Anillo de bombilla**— es un anillo hecho de material no combustible que puede absorber líquido. El anillo se coloca en la bombilla y se le ponen unas gotas de esencias. El calor de la bombilla calienta los aceites sin crear humo y el aroma se dispersa en el aire. Usa tres o cuatro gotas en el anillo. Los anillos de bombilla se consiguen en tiendas de aromaterapia, de perfumería o de objetos metafísicos.

**Attar**— un aceite esencial muy concentrado (llamado también otto), creado con frecuencia de los pétalos de flores, por ejemplo, el attar de rosa de Damasco.

**Colonia**— una mezcla de fragancias compuesta de entre cinco por ciento y 12 por ciento de aceites esenciales (o sintéticos) en una base de alcohol. La fragancia dura de dos a cuatro horas según la química personal del cuerpo del usuario. La Colonia lleva el nombre de una ciudad alemana donde vivía y trabajaba, durante el siglo dieciocho, el gran perfumista italiano, Paul Feminis.

**Compresa**— una tela húmeda, caliente o fría, que se impregna de aceites esenciales y se aplica externamente para aliviar los músculos dolorosos y las dislocaciones, los dolores menstruales, artríticos, reumáticos, dentales, del estómago y de la cabeza. Usa de tres a seis gotas de esencia en la tela húmeda.

**Concreto**— producto de perfumería ceroso y denso derivado exclusivamente de material vegetal y que con frecuencia se extrae remojando el material en el disolvente químico hexano. La textura cremosa proviene de las ceras de las plantas y un residuo sintético. Los concretos son insolubles en agua y aunque no son cristalinos al producirse, se convierten en cristales si se dejan inmóviles. Un concreto floral común es el jazmín.

**Destilación**— la manera más común de separar los aceites esenciales de botánicas. Los materiales botánicos se colocan en una tina y se exponen al vapor que rompe las paredes celulares delicadas de las plantas y suelta los aceites. El vapor se lleva los aceites por un tubo enfriado por agua. El proceso de enfriarse hace condensar los aceites y el vapor, resultando en un líquido. Al final del proceso, el agua, que no se mezcla con el aceite, se extrae, dejando aceite esencial puro. Puede requerir una cantidad enorme de material vegetal para producir de esta manera los aceites. Por ejemplo, 1.000 libras de pétalos de jazmín dan sólo una libra de esencia. Es por esto que algunos aceites son muy caros.

**Difusor**— un aparato que utiliza un nebulizador Pyrex® para proyectar una neblina de aceites esenciales al aire sin calentarlos. La razón por el uso de vidrio Pyrex® es que su grado de expansión y contracción con los cambios de temperatura es poco o nada lo cual resulta en que no se rompe. Otro dispositivo semejante, llamado una lámpara de aromas sí usa el agua y el calor, por lo general de una vela votiva encendida. Pon de cinco a 15 gotas de esencia en el agua.

**Embrocación**— un líquido, generalmente compuesto de esencias diluidas y que se riegan en el cuerpo para después ser frotado vigorosamente hasta ser absorbido por la piel.

**Enfleurage**— un método de destilar aceites esenciales del material aromático, remojándolo en un aceite portador y separando el aceite con alcohol. El jazmín, por ejemplo, se extraía antes de esta manera. El proceso que es costoso en grado prohibitivo y que requiere muchísimo tiempo sólo se emplea raramente hoy en día.

**Escala Yin/Yang**— término que proviene de la cosmogonía china para clasificar los aromas según si son pasivos, suaves, femeninos, etcétera (Yin), o activos, duros, masculinos, etcétera (Yang).

**Expresión**— un método de extracción que también se llama la presión en frío que saca los aceites esenciales que se encuentran en bolsas bajo la cáscara de la fruta cítrica. En el proceso la cáscara se combina con una cantidad pequeña de agua para levantar el aceite y se exprime mecánicamente. El proceso es suficientemente sencillo para que lo puedas hacer en casa. Si decides hacerlo, no dejes de usar fruta cultivada orgánicamente para que no haya en la cáscara pesticidas que contaminen el aceite.

**Extracción por bióxido de carbono**— un proceso para extraer aceites esenciales con el uso de bióxido de carbono o butano con presión altísima y calor bajo que convierte en líquido las químicas y extrae los aceites. El método les gusta a los aromaterapeutas porque no deja residuos del disolvente. Sin embargo, el proceso requiere maquinaria pesada y costosa. Algunos peritos creen que este método conserva mejor la fragancia auténtica y que los beneficios terapéuticos son iguales que con la destilación a vapor. Otros se quejan de que las notas altas son demasiado subidas y que las notas base demasiado profundas.

**Extracto**— entre los herbarios, una concentración de extracciones herbolarias en forma de líquido y preparada con alcohol, aceite de oliva, vinagre o agua.

**Familias de fragancias**— la clasificación de los aromas por tipo. Los perfumistas y los aromaterapeutas tienen opiniones diferentes sobre el número de categorías y sobre cuáles de los aromas pertenecen a cuáles de las familias. Véase la lista "Las fragancias favoritas de las dos Carolinas" para algunos ejemplos.

**Fijador**— sustancia fragante de origen animal o vegetal, la cual, cuando añadida al aroma principal de un perfume, estabiliza este aroma e iguala la tasa de evaporación de la mezcla entera. Puede formar entre cinco por ciento y 15 por ciento de una mezcla. Fijadores comunes son el olíbano, el liquen de roble y la benzoína.

**Hidrolasa—** también llamada agua floral. En el proceso de destilación por vapor el agua retiene una pequeña cantidad de aceites esenciales, especialmente los que, como la rosa, son solubles en el agua. Las hidrolasas se pueden utilizar como rocío para refrescar el cuarto, el cuerpo o la cara. Los franceses desde hace mucho han seguido la tradición de ingerirlas por sus valores terapéuticos, porque estos productos refuerzan los órganos internos. Una manera menos cara y muy fácil para el aficionado que quiere crear aguas florales es de echar unas pocas gotas de un aceite esencial como la lavándula o manzanilla en agua destilada.

**Incienso—** material botánico que cuando se quema emite un olor agradable. La mayoría de los inciensos se componen de resinas, base de madera, aceites, botánicas pulverizadas y a veces sustancias animales y minerales. En la aromaterapia un incienso también se llama una fumigación seca. El incienso en forma de varitas y de conos se fabrica agregando los materiales de fragancia a una goma adhesiva como el tragacanto y moldeando esta mezcla en la forma deseada.

**Infusión—** entre los herbarios, un tipo de té que se prepara hirviendo los trozos de planta (generalmente las flores y hojas) durante cinco a 15 minutos. Para tomarse el té se cuela para separar el líquido del material sólido. Los aromaterapeutas postulan que el aroma del té también tiene propiedades medicinales. Unas pocas gotas de esencias se pueden agregar a la infusión para reforzar su valor como un vapor facial.

**Inhalación**— el vapor facial con esencias añadidas que se echan en un tazón y se inhalan para mejorar la piel o para aliviar un problema respiratorio. Si se hierven trozos de plantas verdaderas, el producto se llama una fumigación húmeda. Añade de cuatro a ocho gotas de esencia a un tazón con agua y durante un par de minutos agáchate sobre el tazón con una toalla en la cabeza para coleccionar el vapor. Si no conviene una inhalación húmeda, utiliza una inhalación seca poniendo de seis a 10 gotas de aceites esenciales en un pañuelo y acercándolo a la nariz.

**Maceración**— tradicionalmente, un método de extraer aceites esenciales de las botánicas por inmersión en grasa sin calentar. La grasa se le quita con alcohol de grano y la mezcla restante se destila al vacío para separar el alcohol. El producto final se denomina un **absoluto**. La maceración se emplea raramente hoy en día a causa de su costo alto. La mayoría de los absolutos se extraen ahora con químicas. La maceración se utilizaba cuando la planta daba poco aceite o cuando tenía una propensión a degradarse con el calor. Algunas maceraciones se hacían de las plantas empapadas en alcohol frío, o agua o vino.

**Mezcladoras**— En la perfumería, éstas son las otras fragancias que se añaden a las notas medias para lograr la harmonía, el equilibrio y el aumento de la mezcla. Idealmente las mezcladoras ayudan a crear una fórmula que mezcla muchos aromas distintos pero que resulta con su propia fragancia única. Una igualadora de mezclas como el palo de rosa ayuda a suavizar la mezcla, y aunque puede constituir hasta 50 por ciento de la mezcla, no afecta su personalidad y a menudo es imperceptible. Un acrecentador de mezclas como el sándalo se nota y ayuda a personalizar sutilmente la mezcla. Puede formar entre 15 por ciento y 50 por ciento de la mezcla. Un modificador de mezclas, como el pachulí, es un aceite muy aromático que frecuentemente se usa como un fijador. Ayuda a cambiar la personalidad general de la mezcla. Los modificadores deben formar sólo entre uno y tres por ciento de la mezcla; de otro modo la dominarán.

Nota alta— aroma que se percibe primero en una mezcla de perfume. Es muy volátil y por eso se evapora rápidamente. Las notas altas ayudan a destacar y fortalecer el aroma principal. También estimulan y edifican. Los ejemplos son la albahaca, la bergamota, el eucalipto, el limón, la menta, el romero y el árbol de té.

Nota base— el aroma básico que extiende el tiempo de evaporación del aroma principal. Estos elementos bajos y sutiles subrayan las notas medias y ayudan a suavizar las notas altas. Las notas base relajan y ayudan a fundar al usuario. Los ejemplos incluyen: la mirra, el bálsamo del Perú, el pachulí, el ylang ylang y el sándalo.

**Nota media**— conocida también como el aroma principal, cuerpo o melodía de un perfume, es el tema central de una mezcla de perfume. Las notas medias evaporan más lentamente que las notas altas. Son estimulantes pero también pueden tener efecto sedante y a menudo afectan el metabolismo. Los ejemplos incluyen: la canela, el clavo, el hinojo, el geranio, el enebro, la lavándula, el petitgrain y el pino.

**Oleorresina**— la solución de una resina en un aceite esencial. A veces esto ocurre naturalmente en las plantas, como en el caso de la trementina.

**Perfume**— una mezcla de aceites esenciales en alcohol con hasta 30 por ciento de esencia. Tanto las mezclas sintéticas como las combinaciones de sintéticos y esencias se pueden denominar perfumes. Puesto que los perfumes se componen de una cantidad relativamente grande de esencia, la fragancia dura mucho, hasta aproximadamente seis horas, según la química personal del usuario.

**Popurrí**— de una palabra francesa que significa «estofado», en la fabricación de fragancias, es una mezcla de flores, hierbas, especias, resinas, hojas, conos, semillas, nueces y aceites aromáticos, estabilizados con un fijador y utilizado para perfumar y embellecer un cuarto. En muchos popurríes, los materiales sólidos se eligen por su apariencia más que por su aroma, y dependen de los aceites y los fijadores para darle a la mezcla su aroma.

**Quimotipo**— una fragancia extraída de una planta cultivada de un rampollo o una clona en vez de brotar de una semilla. Según las condiciones de cultivación, la fragancia puede ser distinta de la planta original. Los aromaterapeutas buscan algunos quimotipos por sus propiedades medicinales, pero en la perfumería, a veces se les acusan de aportar inconsistencia de aroma a la mezcla.

**Resina**— la exudación de las plantas (por ejemplo, la masa grumosa que se escurre de una herida en el tronco de un pino) que es usualmente viscosa o semisólida.

**Resinoideo**— producto de fragancia viscoso o semisólido que se extrae de las resinas, las gomorresinas y las oleorresinas

**Revitalizador de piel**— es un refrescante en forma de neblina que generalmente contiene una parte aceite esencial, una parte fijador y 10 partes alcohol.

**Sintético**— mezclas de fragancias químicas compuestas en laboratorios que tratan de reproducir los aromas naturales (véase **aldehídos**), o de recrear una fragancia totalmente nueva como en el caso de los perfumes nuevos prestigiosos. En la perfumería, los sintéticos agregados a las esencias para reducir el costo se denominan salsa.

# Precauciones con los aceites esenciales

La mayoría de los aceites esenciales, aunque son esencias naturales, irritan la piel si se aplican en su forma pura. Siempre hay que usar un aceite portador para diluir los aceites esenciales. Un aceite portador ayudará a absorber el aceite esencial por la piel. No se deben usar los aceites irritantes o botánicas en el baño.

Es posible que tengas una alergia a un aceite particular y por eso debes siempre hacer una prueba en un área pequeña de la piel antes de usar el aceite externamente. Mezcla dos gotas de la esencia con ½ cucharadita de aceite portador y aplica la mezcla al lado interior del antebrazo. Las reacciones ocurrirán de entre unos minutos y dos horas.

Nunca se deben ingerir aceites esenciales como sustituto de una consulta médica. Si tomas aceites esenciales con fines medicinales, se recomienda que lo hagas bajo la supervisión de un aromaterapeuta certificado.

Mantén todos los aceites y botánicas fuera del alcance de los niños y los animales domésticos.

### Aceites esenciales que pueden irritar la piel

Ron de laurel, abedul, pimienta negra, corteza de canela, hoja de canela, citronela, botones de clavo, hoja de clavo, comino, pomelo, orégano, menta, pimiento, ajedrea, tomillo rojo, tuya.

### Aceites esenciales exclusivamente para uso externo

Almendra amarga, árnica, cálamo, eucalipto, hisopo, mimosa, artemisa, nuez moscada, liquen de roble, sasafrás, sarapia, tuya, tuberosa, todos los sintéticos.

### Aceites que no son apropiados para las mujeres embarazadas o lactantes, o para los niños

Semilla de anís, armoise, albahaca, laurel, abedul, cayeputi, alcanfor, cedro, salvia silvestre, botones de clavo, hoja de clavo, cilantro, davana, hinojo, jazmín, enebro, mirra, orégano, poleo, menta, pimiento, tomillo rojo, romero, salvia, ajedrea, menta verde, estragón.

### Aceites fotosintetizadores (los aceites que hacen la piel más sensible a la radiación ultravioleta)

Angélica, bergamota, comino, limón, limón verde, naranja.

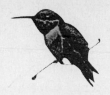

# Una breve historia de las dos Carolinas da Silva

## Doña Carolina, la anciana

Carolina da Silva, de ascendencia mitad española, mitad indígena, se crió en una comunidad indígena cerca de Taos. Su padre, a quien nunca conoció, fue un español que pasaba por la región en busca del oro que describían los indios a los extranjeros. Cuando vió en el bosque a la bella mujer indígena que buscaba yerbas, surgió el amor a primera vista. Aunque Don Pablo pasó poco tiempo allí, dejó su semilla con la pequeña yerbista. Nueve meses después nació Carolina.

Aunque los habitantes de su pueblo no rechazaron a los mestizos, que esto no era su uso, ella tenía una apariencia distinta de los otros y todos sabían que su padre habia sido un blanco. Se crió algo separada del resto de la comunidad y nunca se casó oficialmente.

Carolina siguió a su madre en su oficio de yerbista y curandera y llegaron a encantarle mucho las plantas y los animales de su región. Estos se hicieron sus amigos leales. Aunque nunca estableció un hogar con un hombre, una vez dió a luz, como puede ocurrir en un pueblo. Nadie sabía con seguridad quién era el padre o si Carolina había logrado estar encinta por sus actividades con los espíritus del Otro Mundo. Pero allí estaba, un hecho incontrovertible: Carolina dió a luz a una niña.

Y en el momento apropiado, la niña se juntó con un hombre de otro pueblo y abandonó a su madre para formar un nuevo hogar y una nueva familia.

Carolina no lamentó la pérdida de su hija porque tenía mucho en que ocuparse. Curar las toses, los resfriados, las heridas, los envenenamientos y las enfermedades genéticas constituyó un trabajo sin fin. Por los años iba aprendiendo los métodos de curar las enfermedades físicas y psíquicas y así ganó el respeto de todos sus vecinos y también de los habitantes de los pueblos cercanos. El aprecio en que la tenían se veía en la cantidad de personas que la consultaban.

Pero a veces, en pleno invierno, sentada junto a la chimenea de su cuarto diminuto y humilde, la gran curandera sintió las agudas punzadas de la soledad. Ni su hija ni su nieta mostraron capacidad ni interés en practicar la venerable profesión de yerbista. Esto le causaba tristeza a la anciana porque no tenía la oportunidad de pasar su sabiduría y sus considerables conocimientos a la próxima generación.

La mujer se abrigó más bien en su cobija de color siena. Se apoyó en su bastón para acercarse más al calor que le ofrecía la chimenea donde las llamas se reflejaban en sus brillantes ojos negros.

Después de una tormenta primaveral extraordinariamente fuerte y repentina que forzó la temperatura bajo cero en la escala Farenheit y que inundó el pueblo de nieve, no salió doña Carolina de su hogar y tampoco salió humo de su chimenea. Cuando fueron a investigar los vecinos, la hallaron congelada, tan muerta como el fuego frío, sus ojos abiertos parecían mirar las llamas fantasmas del Más Allá.

## Carolina, la joven

Saltamos a la actualidad. Carolina da Silva, una joven latina enérgica, inteligente, y poseedora de un doctorado con especialización en español de una prestigiosa universidad de Nueva Inglaterra, vuelve a su ciudad natal de Boulder, Colorado, para asumir el puesto de profesora en Gold Mountain College.

Carolina es el modelo a imitar por excelencia de la mujer latina. Ha logrado mucho éxito en los niveles más altos de la vida profesional por medio del esfuerzo personal, de la inteligencia innata y de su espíritu independiente. No se ha rendido ante las demandas machistas de los hombres pero tampoco ha perdido su feminidad. Aunque es una mujer independiente y moderna, mantiene lazos familiares muy estrechos. En parte es por eso que se alegra tanto de regresar al lugar de su niñez.

Su puesto nuevo promete desafíos emocionantes. Como resultado de su decisión de enseñar en una institución pequeña que se enorgullece en proporcionar un excelente currículum en las artes liberales, Carolina desempeña muchos cargos. No sólo enseña la lengua y literatura españolas; también tiene que dar clases de cultura y civilización hispana.

Debido al tamaño pequeño del estudiantado, ella tiene contacto personal con muchos estudiantes y, aunque no lo sabe todavía, llegará a ser consejera espiritual de muchos. Esto le ayuda a comprender y definir su propio papel como mujer educada con un pie en el mundo latino y otro en el mundo de los anglos. También visitará las comunidades latinas de la región para ayudar a la gente de modos diversos. Más importante para su vida personal, buscará y posiblemente encontrará a su amigo del alma. Es su destino, pero el destino es maleable, y todavía sólo una chispa en su futuro sin percibir.

Mientras asistía a la universidad en Nueva Inglaterra como estudiante graduada, Carolina descubrió una tienda llamada La Caldera de Cybele. Siempre había tenido un interés en el ocultismo y se había vestido como gitana todos los años en Halloween. Adivinaba el futuro de sus amigos con una bola de cristal o con las cartas del Tarot como diversión. No tomaba en serio estas actividades, pero su interés era suficiente para que se matriculara en una serie de clases que daban en la tienda de Cybele. Prometieron ayudar a los estudiantes a desarrollar sus capacidades intuitivas.

Entre una y otra cosa Carolina se encontró en una clase de "un año y un día" de Wicca. Descubrió que la atracción al oficio podía venir del hecho de que su padre era gallego. Significa que, como muchos inmigrantes de España, vino del noroeste del país. Es la única región que nunca fue conquistada por los musulmanes del siglo ocho y está cerca de donde fue iniciada la reconquista de la peninsula por los cristianos españoles. Carolina supo que los gallegos compartieron una herencia étnica, cultural y religiosa con los celtas irlandeses, británicos y franceses. También aprendió sobre el importante movimiento actual de independencia gallega y cómo muchos reclaman sus raíces y vuelven a la religión antigua, celebrando los Sabats de la Gran Rueda de la Vida, practicando la magia al estilo gallego y gozando de la música céltica. Al fin y al cabo Carolina se hizo bruja céltica iniciada y también estudió la magia ceremonial.

Todavía no ha hecho mucho para trazar sus antecedentes maternos. Según su abuelita Romero, la familia de su madre vino hace mucho tiempo de Nuevo México en busca de nuevas oportunidades en el Valle de San Luis en el Sur de Colorado. Tal vez, medita Carolina, su regreso a casa le ofrecerá la oportunidad de redescubrir sus raíces indigenas.

Desafortunadamente, Carolina no tiene a nadie con quien compartir sus intereses extracurriculares de Wicca. Después de todo, como Ph.D. y profesora, no puede sencillamente subir en una caja de jabón para improvisar "¡Atención todas las brujas! ¡Vengan a participar conmigo en un Sabat!"

Para llenar este hueco (y el vacío que resulta de su falta de un amigo del alma), Carolina hace largos paseos por las montañas, conversa con la naturaleza y forma amistades con las plantas y animales. Todavía no sabe mucho sobre la utilidad de las botánicas, pero le encantan los olores que emanan del suelo del bosque cubierto de pinoches. Igualmente goza de la fragancia de las delicadas flores silvestres en las praderas altas, especialmente cuando una lluvia primaveral las hace brillar, frescas y limpias y más hermosas que nunca, bajo el sol de mediodía.

Un día, de paseo por el bosque cerca del antiguo pueblo minero de Gold Mountain, descubre los restos de un gran círculo de piedras. Ocultado en un área llana que interrumpe una cuesta precipitosa, lugar rodeado de minas abandonadas y protegido por un manto de pinos, le atrae a Carolina el sitio tanto por su encanto natural como por la sensación inexplicable de poder que proyecta.

Parada en el centro del círculo con su cara hacia el este, apenas puede distinguir entre la cobertura de árboles el horizonte oriental y abajo, centelleando silenciosamente bajo el sol, los techos de la ciudad de Boulder.

Carolina decide rehacer el círculo y convertirlo en su propio lugar privado —lugar donde puede meditar y hacer rituales Wicca solitarios—.

Un día caluroso de pleno verano, mientras medita en el círculo, se le sobrecoge el sueño. Tal vez, razona Carolina para sí misma, es la fragancia intensa de la descomposición de hojas mezclada con la del aguavilla que emanan del suelo caliente. Combinan también con el humo denso que emite el fogón de palos de abeto que ha hecho. O el zumbido de abejas que visitan los geranios silvestres. ¡O tal vez sencillamente se ha cansado con la lectura de tantos trabajos estudiantiles!

De repente, una vibración fuerte le asalta la cabeza; parece penetrar al pleno centro de su existencia. Sus ojos se abren y se yergue de golpe. Un colibrí sobrevuela su cabeza como un avión en miniatura y luego revolotea sobre los restos del fogón, las alas batiendo con una velocidad increíble para mantenerse a flote en el aire.

El colibrí se acerca un poco para investigar la mochila y Carolina se imagina que puede distinguir las características de una india magra en la cara del pajarito. Se sacude la cabeza sin poder creer lo que está viendo. "No seas incrédula", le dice el colibrí, adivinando sus pensamientos. "No te corresponde ser incrédula. Estás aquí para aprender, porque te he elegido, querida descendiente, para mi sucesora".

Así, Carolina da Silva, Ph.D., se encuentra por primera vez con su antepasado ilustre, la vivaz anciana sabia, doña Carolina da Silva —divertida, irascible pero siempre inteligente—.

De aquí en adelante las dos Carolinas se encuentran con frecuencia. La anciana a veces se presenta en su forma humana, pero tiene una manera desconcertante de convertirse en toda clase de animales y plantas (lo cual parece divertirle), según las ideas que quiere comunicar. Cuando un metro de nieve invernal cubre el círculo de piedras con una manta blanca y gruesa, doña Carolina da Silva, la joven, invoca a su antepasado desde el altar que ha instalado en la habitación extra de su apartamento en Boulder. Las palabras de sabiduría de la anciana curandera nunca tardan en llegar.

Siendo doña Carolina da Silva, la anciana, miembro oficial del mundo del espíritu (lo cual a veces le irrita porque hay una serie de actividades modernas que le encantaría experimentar —como conducir un automóvil

Jaguar a 120 millas por hora—), está en los secretos del ocultismo mundial y puede conversar con los magos y santos del pasado, y puede comunicar tanto las respuestas de los antiguos como las propias a las preguntas de la joven profesora. A menudo su sabiduría se comunica en la forma de aforismos y proverbios, uso común en la comunidad latina. Por sus ciento cincuenta y pico de años es muy vigorosa esta abuelita y transmite sus conocimientos a su descendiente con sal y buen sentido del humor. Y como cualquier abuelita, le empuja a la otra Carolina para que encuentre a su amigo del alma y para que establezca su propia familia, aunque sabe que no puede hacer nada para ayudarle a Carolina en este asunto. Le toca a la joven misma crear una vida de felicidad y satisfacción. Esta página del destino de su hijita espiritual todavía no se ha escrito.

Carolina joven inicia una empresa de doble propósito: para buscar sus raíces, tanto europeas como americanas y para comunicar con el público la sabiduría que acumula... lo cual hará, se espera, en esta serie de libros.

# LLEWELLYN ESPAÑOL

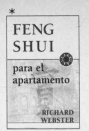

\* FENG SHUI para el apartamento — RICHARD WEBSTER

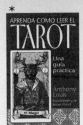

\* APRENDA CÓMO LEER EL TAROT — Una guía práctica — Anthony Louis — el Mago

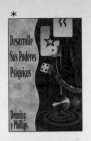

Desarrolle Sus Poderes Psíquicos — Denning y Phillips

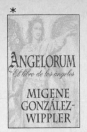

\* ANGELORUM — El libro de los ángeles — MIGENE GONZÁLEZ-WIPPLER

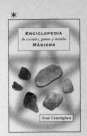

\* ENCICLOPEDIA de cristales, gemas y metales MÁGICOS — Scott Cunningham

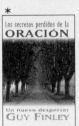

\* Los secretos perdidos de la ORACIÓN — Un nuevo despertar — GUY FINLEY

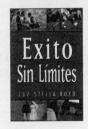

Éxito Sin Límites — LUZ STELLA ROZO

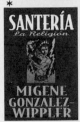

\* SANTERÍA La Religión — MIGENE GONZÁLEZ-WIPPLER

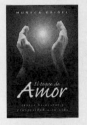

El toque de Amor

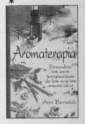

Aromaterapia — Descubra los usos terapéuticos de los aceites esenciales — Ann Berwick

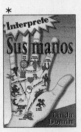

\* Interprete Sus manos — Linda Domin

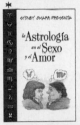

\* la Astrología en el Sexo y el Amor

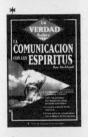

\* La VERDAD sobre LA COMUNICACIÓN CON LOS ESPÍRITUS — Ray Buckland

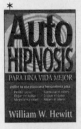

\* Auto HIPNOSIS PARA UNA VIDA MEJOR — William W. Hewitt

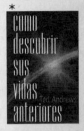

Como descubrir sus vidas anteriores — Ted Andrews

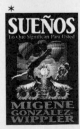

\* EL ARTE DE ADIVINAR Con Las Cartas — SOPHIA

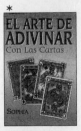

\* SANTERÍA — MIGENE GONZÁLEZ WIPPLER — MIS EXPERIENCIAS EN LA RELIGIÓN

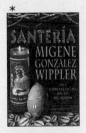

\* PODERES MÁGICOS DE LOS SANTOS — REVERENDO RAY T. MALBROUGH

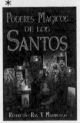

\* MIGENE GONZÁLEZ-WIPPLER — Edición Expandida Y Revisada Best-Seller — PEREGRINAJE — La Vida Después de la Muerte

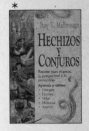

\* Ray T. Malbrough — HECHIZOS Y CONJUROS

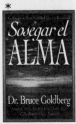

\* SUEÑOS Lo Que Significan Para Usted — MIGENE GONZÁLEZ WIPPLER

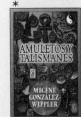

\* Sosegar el ALMA — Dr. Bruce Goldberg

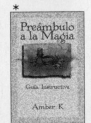

Preámbulo a la Magia — Guía Instructiva — Amber K

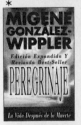

\* AMULETOS Y TALISMANES — MIGENE GONZÁLEZ-WIPPLER

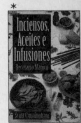

Inciensos, Aceites e Infusiones — Recetario Mágico — Scott Cunningham

## lecturas para la mente y el espíritu...

\* Disponibles en Inglés

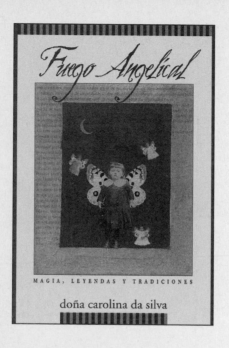

**Doña Carolina da Silva**

**FUEGO
ANGELICAL**

Se revelan las respuestas sobre
la existencia de los ángeles,
así como de otros seres divinos
que habitan las esferas de luz.

5 ³⁄₁₆"x 8" • 168pg.

1-56718-237-2

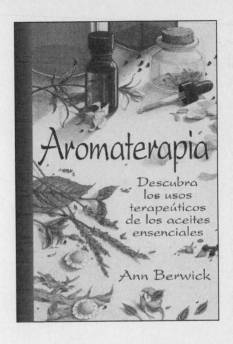

### Ann Berwick
### AROMATERAPIA

Usted aprenderá a utilizar con certeza
24 aceites poderosos y sus
características medecinals.

### 6"x 9" • 254pg.
### 1-56718-066-3

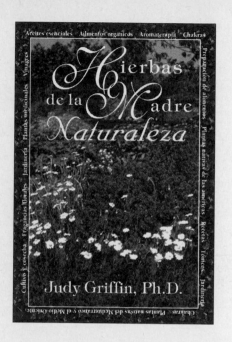

**Judy Griffin**

**HIERBAS DE LA
MADRE NATURALEZA**

Una mezcla entre la mitología,
el conocimiento popular y
las recetas medicinales y culinarias
plasmadas en un mosaico de
culturas pasadas y presentes.

6"x 9" • 360pg.

1-56718-271-2

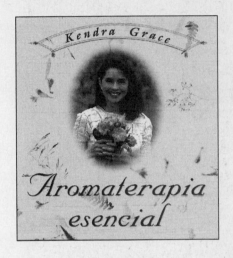

### Kendra Grace
### AROMATERAPIA
### ESENCIAL

Aprenda como mezclar sus propias esencias cautivadoras con productos naturales para el cuidado de la piel.

5³⁄₁₆"x 6" • 264pg.

1-56718-289-5

# MANTENGASE EN CONTACTO...
## ¡Llewellyn publica cientos de libros de sus temas favoritos!

Lo invitamos a que nos visite a través del Internet o en su librería local donde encontrará más publicaciones sobre temas relacionados.

### www.llewellynespanol.com

**Ordenes por Teléfono**

- ✔ Mencione este número al hacer su pedido: **K238-0**
- ✔ Llame gratis en los Estados Unidos y Canadá, al Tel. 1-800-THE-MOON. En Minnesota, al (651) 291-1970
- ✔ Aceptamos tarjetas de crédito: VISA, MasterCard, y American Express.

**Correo & Transporte**

- ✔ $4 por ordenes menores a $15.00
- ✔ $5 por ordenes mayores a $15.00
- ✔ No se cobra por ordenes mayores a $100.00

En **U.S.A.** los envíos se hacen a través de UPS. No se hacen envíos a Oficinas Postáles. Ordenes enviadas a **Alaska, Hawai, Canadá, México y Puerto Rico** se harán en correo de 1ª clase. **Ordenes Internacionales:** Correo aéreo, agregue el precio igual de c/libro al total del valor ordenado, más $5.00 por cada artículo diferente a libros (audiotapes, etc.). Terrestre, Agregue $1.00 por artículo.

4-6 semanas para la entrega de cualquier artículo. Tarifas de correo pueden cambiar.

**Rebajas**

- ✔ 20% de descuento a grupos de estudio. Deberá ordenar por lo menos cinco copias del mismo libro para obtener el descuento.

## Catálogo gratis

Ordene una copia de *Llewellyn Español* con información detallada de todos los libros en español actualmente en circulación y por publicarse. Se la enviaremos a vuelta de correo.

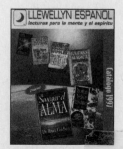

Llewellyn Español
P.O. Box 64383, Dept. K238-0
Saint Paul, MN 55164-0383

# 1-800-843-6666